皮肤

周忠志　陈双·主编

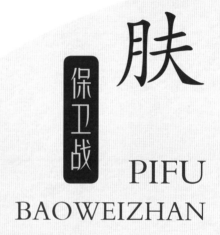

保卫战

PIFU

BAOWEIZHAN

U0339648

CnS K 湖南科学技术出版社·长沙

编 者 名 单

主 编
周忠志　陈　双

副主编
陈　丽　黄新灵　奉水华　邹梅林

编　委
杨双喜　兰宏伟　王婷婷　赵朝宇

田　京　袁忠行　朱芙蓉　曾安兴

王　巍　周雨诗　杨　柳　丁雅容

序

随着中国综合国力的不断提升，人民的生活愈加美好，老百姓对身体健康的关注以及追求也随之越来越高。健康是老百姓最美好的向往，和人民的幸福指数息息相关，不仅关乎个人以及家庭，更关乎社会稳定以及国家的繁荣与发展。2016年8月，在全国卫生与健康大会上习近平总书记指出："没有全民健康，就没有全面小康。要把人民健康放在优先发展的战略地位，以普及健康生活、优化健康服务、完善健康保障、建设健康环境、发展健康产业为重点，加快推进健康中国建设，努力全方位、全周期保障人民健康。"党的二十大报告指出："人民健康是民族昌盛和国家强盛的重要标志。把保障人民健康放在优先发展的战略位置，完善人民健康促进政策。"健康中国是我国重要的发展战略，推进健康中国建设是实现中国式现代化的必然要求。"全方位、全周期保障人民健康"是中国共产党"以人民为中心"治国理念的集中体现。

　　健康科普是实现全民健康的重要途径，编撰和出版老百姓喜闻乐见、好看实用的健康科普图书是医学专家们义不容辞的责任。有趣、实用、可读性强的健康科普读物走进千家万户，对于提升人民保健素养、助力人民健康幸福生活有重要的作用，功在当代，利在千秋。出于这一崇高使命和追求，周忠志主任医师领衔主编《皮肤保卫战》一书。

　　皮肤好坏和人的外貌紧密相关，古人云"肤如凝脂""肌肤冰雪莹""倚风凝睇雪肌肤"，爱美之心人皆有之，皮肤是我们日常生活中最关注的对象。不仅如此，皮肤还是人体的外在屏障，时刻保护人体的健康。皮肤也因其解剖结构和生理功能的特殊性，容易产生各种健康问题。而且，部分皮肤疾病比较容易复发，往往难以根治。同时，皮肤也是一面"镜子"，"有诸内必形诸外"，当人体脏腑有问题时，往往能在皮肤上看到"蛛丝马迹"。因此，关注皮肤、爱护皮肤、保卫皮肤非常重要，既能让我们美外在，又能帮助我们强内在。

　　《皮肤保卫战》全书通读下来，我不仅能感受到编写团队专业、扎实的医学功底，更能感受到他们在此书的编撰过程中付出了大量的心血，令人赞叹。周忠志主任医师领衔的编者团队编撰本书的目的是向老百姓普及皮肤保健知识，在保证内容科学性与专业性的前提下，做到了通俗易懂，贴近实际，实用性强。

1. **科学性**：作为科普读物，科学性是第一要素。周忠志主任医师领衔的专家学者团队在编撰本书时，进行了反复推敲与审校，确保本书科普知识的科学性、专业性以及权威性。

2. **通俗性**：本书在编写过程中肩负着重要的使命，就是如何让深奥的医学知识科普化，从而能够吸引读者。为了达到这一效果，本书采用了图文并茂的形式，特别是大量漫画的使用以及通俗的语言，使本书读起来耳目一新、妙趣横生。做到这一点很不简单，需要对医学理论进行反复咀嚼与加工，才能通过简约的图片和语言展现深奥的医学理论。

3. **实用性**：本书内容非常贴近日常生活，编写团队凝练了日常生活中常遇到的皮肤问题。以案例开始引入，诸如"男子车内使用'降温神器'竟成'炸雷'""48岁女子被蚊子咬伤，竟5个月未痊愈""'蚯蚓腿'溃烂老不好，警惕创面癌变""小时候烫伤留下的伤疤，居然能诱发癌症"等案例能使读者产生比较强烈的共鸣。再由案例引入几个与之相关的问题，诸如烧烫伤如何简单评估、如何避免日晒伤、如何减少蚊子叮咬、脂肪瘤是什么，等等。回答老百姓最迫切关注的皮肤健康问题，授之以渔，提供预防和干预方法。

本书最大的特点是读者阅读学习之后，会"深有体会"，其次是指导性、可操作性强。总之，周忠志主任医师领衔主编的《皮肤保卫战》一书对于引领老百姓关注和重视皮肤健康问题、提高医学保健素养有很好的作用，实属医学科普佳作，故乐意为之作序。

湖南中医药大学教授、博士生导师
湖南医药学院院长

何清湖

2023 年 4 月

目 录
CONTENTS

第一章

皮肤的使用说明书

第一节 我们的皮肤，如此神奇

人们常常用"肤如凝脂""冰肌玉骨"来形容美丽的女子，也用"鹤发鸡皮""面似靴皮"来形容年迈老人。皮肤不仅仅可以反映人的外表，更是人体具有重要作用的器官。

当皮肤损伤形成创面时，皮肤的保护作用丧失，对健康造成影响，甚至威胁生命。机体通过一系列病理生理过程进行自我修复，但皮肤的组织再生能力有限，不同程度的组织结构破坏，其愈合时间及结果也有所不同。因此，认识皮肤及各类皮肤创面，在遭受损伤时采取正确方法处理尤为重要。

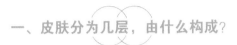

一、皮肤分为几层，由什么构成？

皮肤是人体最外层组织，直接与外界环境相接触，成人皮肤面积为 1.5 ~ 2.0 m²，新生儿约为 0.21 m²，其质量占体重的 14% ~ 17%，是人体最大的器官。

皮肤通常分为表皮、真皮和皮下组织三层结构，同时还包括一些附属器，如毛囊、皮脂腺、汗腺和指（趾）甲。

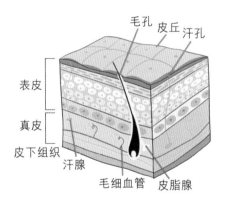

皮肤的结构

（一）表皮

表皮是皮肤最外层，覆于机体表面，为人体的第一道屏障，能保护机体免于不良因素的侵袭。表皮生发于外胚层，由角化的复层扁平上皮细胞构成，是皮肤中代谢最活跃的一层，也是反映人体皮肤外观特征的重要指标。人体各部位的表皮厚薄不均，手掌和足底最厚，为 0.8 ~ 1.5 mm。

1. 表皮细胞

表皮细胞分为两类，一类是角质形成细胞，生发和分化形成含有角质蛋白的角质层细胞；另一类是非角质形成细胞，散在于角质形成细胞之间。

2. 角质形成细胞

角质形成细胞又称"角朊细胞"，是表皮的主要细胞，约占表皮细胞总量的80%。依据角质形成细胞的分化特点，由里到外将表皮分为基底层、棘层、颗粒层、透明层和角质层5层。新生角质细胞由基底层自下而上移行至颗粒层最上层，需要2周；这些细胞最终通过角质层脱落又需要2周，故一般认为正常表皮更替时间为28天。

3. 非角质形成细胞

非角质形成细胞又分为黑色素细胞、朗格汉斯细胞、梅克尔细胞、树突状细胞等。一般来说，人的黑色素细胞越多，越能抵御阳光辐射伤害，但与此同时肤色也会越深。

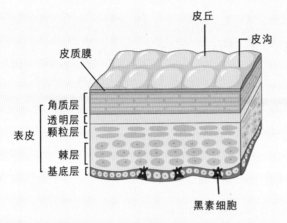

皮丘

皮沟

皮质膜

角质层

透明层

颗粒层

表皮

棘层

基底层

黑素细胞

表皮的结构

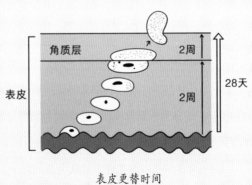

角质层

2周

表皮

2周

28天

表皮更替时间

（二）真皮

真皮位于表皮下方，通过基底膜带与表皮基底层细胞相嵌合，可起到支持表皮的作用。真皮来源于中胚层，属于不规则致密结缔组织，由纤维、基质和细胞组成，内含有血管、淋巴、皮肤附属器等。真皮分为深浅两层，浅层为乳头层，由纤细疏松的胶原组成，与表皮基底层相连；深层为网状层，主要由粗大的胶原纤维组成。

1. 纤维

有胶原纤维、弹性纤维和网状纤维三种。

（1）胶原纤维：胶原纤维是真皮的主要构成成分，约占95%。在乳头层纤维束较细，排列紧密，不互相交织。在网状层则纤维束较粗，排列疏松，相互交织成网状，多与皮肤表面平行。其呈螺旋状、可伸缩、抗拉力强，赋予皮肤张力和韧性，能够抵御外界机械性损伤，保护皮肤，并且能储存大量水分，协同弹性纤维使皮肤呈现润泽、光滑、柔软弹性的外观表现。如真皮深层损伤，胶原纤维大量增生，愈合后会产生增生性瘢痕。

（2）弹性纤维：弹性纤维在网状层的排列方向与胶原纤维相同，与皮面平行，主要具有使胶原纤维束经牵拉后恢复原状、赋予皮肤弹性、构成皮肤及其附属器的支架、防护外界机械性损伤等功能。

（3）网状纤维：网状纤维被认为是环绕于皮肤附属器及血管周围的未成熟的胶原纤维。

2.基质

基质是一种无定形的、均匀的胶样物质。充填于纤维束间及细胞间，含有各种弹性蛋白和糖胺多糖，如透明质酸、硫酸软骨素和硫酸角蛋白等。为皮肤各种成分提供物质支持，并为物质代谢提供场所。

婴孩时期皮肤看起来吹弹可破，人到老年皮肤则变得皱皱巴巴，主要原因是随年龄增长，皮肤结构逐渐发生变化，各纤维与基质含量减少，真皮层也越来越薄。

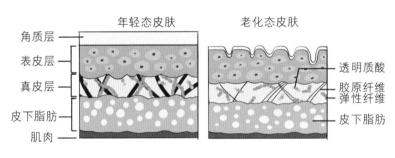

不同年龄皮肤特点

3.细胞

细胞主要由成纤维细胞（能产生胶原纤维、弹性纤维和基质）构成。其次还包括组织细胞（具有吞噬及清除微生物、代谢产物、色素颗粒和异物的能力）、肥大细胞（能储存和释放组胺、肝素等活性物质）、树突状细胞、朗格汉斯细胞等。

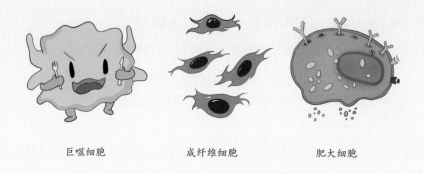

巨噬细胞   成纤维细胞   肥大细胞

（三）皮下组织

皮下组织源于中胚叶，位于真皮的深层，由疏松结缔组织和脂肪小叶构成，其下与肌膜等组织相连。因脂肪小叶主要由含大量脂质的脂肪细胞构成，故皮下组织又称"皮下脂肪层"。其疏松结缔组织由真皮下部延续而来，纤维素在此交织成网状，内含脂肪组织、血管淋巴管和神经元，汗腺、毛囊组织也常延伸到这层。皮下组织的厚薄随营养状况及分布部位而不同，并受内分泌调节，具有缓冲、保温、储能、调节体内脂肪代谢等功能。

（四）皮肤附属器

1. 汗腺

汗腺位于真皮下和皮下组织内，由分泌部和导管部构成。根据分泌性质不同，汗腺分为小汗腺和大汗腺。小汗腺遍布全身，大汗腺主要位于腋窝、乳晕、脐窝、肛周外生殖器等部位。俗称的"狐臭"实际上是腋部顶泌汗腺分泌物被细菌分解产生特殊臭味的一种常见皮肤疾病，又称"腋部臭汗症"。真皮深层损伤后表皮细胞的再生可来自于汗腺及汗腺管。

2. 皮脂腺

皮脂腺位于真皮内，呈圆形或卵圆形，由腺泡和短的导管构成，大多与毛囊相通，皮脂腺分泌皮脂润滑皮肤和毛发，防止皮肤干燥。多数皮脂腺的腺体位于立毛肌和毛囊的夹角之间，毛囊颈部为导管开口处，立毛肌收缩，促进皮脂腺排出皮脂。乳头、龟头、小阴唇、唇部等处的皮脂腺导管直接开口于皮肤表面。

我们根据角质层含水量的多少和皮脂腺分泌油脂量的多少，把基础皮肤类型分为三种：

中性皮肤：皮脂分泌量正常，皮肤角质层水含量正常（10%～20%），皮肤紧致，有弹性，表面光滑润泽，细腻，是标准的健康皮肤。

干性皮肤：皮脂分泌量低，皮肤角质层水含量低（<10%），皮肤干燥脱屑，细腻但无光泽，肤色晦暗，易出现细小皱纹，色素沉着。

油性皮肤：皮脂分泌量大，皮肤角质层含水量正常或者偏低，皮肤表面油腻，有光泽，毛孔粗大，易发生痤疮、毛囊炎。

二、皮肤有多厚？

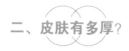

皮肤不同部位厚度不等，为 0.3 ~ 4.0 mm，真皮厚度为表皮的 5 ~ 40 倍。

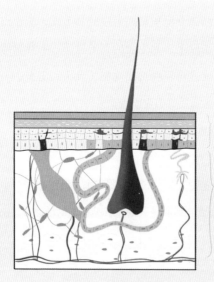

表皮厚度
0.07 mm ~ 1.6 mm

真皮厚度
0.4 mm ~ 2.4 mm

皮肤的厚度

不同解剖部位、性别及年龄，厚度也不一样。躯干背部及臀部较厚，眼睑和耳后的皮肤较薄；同一肢体，内侧偏薄，外侧较厚。女性皮肤比男性薄，老年人皮肤较年轻人薄，儿童皮肤较成人薄，成年人皮肤厚度为新生儿的 3.5 倍，但至 5 岁时，儿童皮肤厚度基本与成人相同，20 岁时表皮最厚，30 岁时真皮最厚，以后逐渐变薄并伴有萎缩。

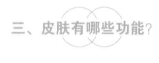

三、皮肤有哪些功能？

皮肤在口腔、鼻腔、尿道口、阴道口及肛门等部位，移行于体内管腔黏膜，可保护体内各种组织和器官。维持皮肤正常功能对于机体的健康十分重要，同时，机体的异常情况也可以在皮肤上反映出来。

皮肤保护机体免受外界环境中机械的、物理的、化学的、生物的等有害因素的侵害，感知冷、热、痛、触等刺激并做出相应的应激反应，控制机体内的各种营养物质、电解质和水分的损失，通过皮脂与汗液排泄机体代谢产物，通过周期性更新表皮，有效保持机体的内环境稳定和保持皮肤自身的动态平衡。

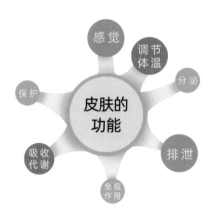

（一）保护功能

皮肤一方面能保护体内各种器官和组织免受外界有害因素的伤害，另一方面能防止体内水、电解质及营养物的丢失。

1. 物理性损伤的防护

皮肤完整对各种机械性损伤都有较好的防护作用。表皮角质层致密柔软，在易受摩擦和压迫的部位可变厚来增强皮肤的耐磨性，足底长期受摩擦可形成"胼胝"。同时，真皮中的各类纤维和表皮各层细胞的紧密连接使皮肤具有一定的弹性和伸展性；皮下脂肪层具有缓冲外力的作用。

2. 化学性刺激的防护

角质层是防护化学性刺激的最主要结构。

3. 微生物的防御作用

　　完整的皮肤拥有致密的角质层和连接紧密的角质形成细胞，能机械地防止微生物的侵入。皮肤表面呈弱酸性，不利于某些微生物生长、繁殖。同时角质层周期性、生理性脱落，也可清除一些寄居于体表的微生物。一些正常皮肤表面寄居菌（如痤疮丙酸杆菌和糠秕马拉色菌等）能产生脂酶，对致病菌也有一定的抑制作用。

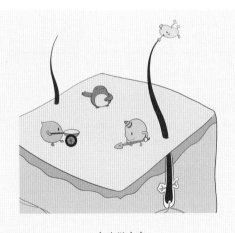

皮肤微生态

4. 防止营养物质的丢失

　　正常皮肤的角质层类似半透膜，体内的营养物质、电解质不会透过角质层丢失，同时角质层及其表面的皮脂膜也可减少水分的蒸发。

丧失角质层，皮肤丢失的水分比正常增加 10 倍。若表皮发生损伤，体内的营养物质、电解质和水分会大量丢失。

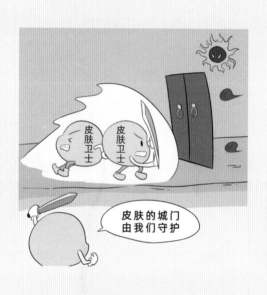

（二）吸收功能

皮肤可吸收外界物质，主要通过角质层、毛囊和皮脂腺、汗管三种途径进行吸收。

皮肤的吸收能力与角质层的厚薄、完整性及其通透性有关，不同部位皮肤的角质层厚薄不同，角质层越薄吸收能力越强。皮肤损伤导致的角质层破坏可使损伤部位皮肤的吸收功能大大增强,因此皮肤损伤面积较大时,局部药物治疗应注意药物过量吸收所引起的不良反应。皮肤的吸收能力与角质层的水合程度也密切相关,因此局部用药后使用保湿性的敷料可提高局部用药的疗效,但也应注意避免药物的过量吸收。

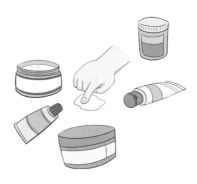

脂溶性物质易于被皮肤吸收。毛囊和皮脂腺主要可吸收油脂类物质,吸收强度由强到弱分别为:羊毛脂、凡士林、植物油、液体石蜡。因此,霜剂药物可被少量吸收;软膏和油膏可促进吸收;粉剂及水溶液中的药物很难通过皮肤吸收。此外,皮肤尚能吸收某些化学物质(如磷、氯、酸、氰酸等)、重金属(如铅、砷、铜等)及其盐类,日常生活中需警惕经皮肤接触产生的隐匿性化学物质中毒。

（三）感觉功能

皮肤具有丰富的感觉神经末梢，具有六种基本感觉，包括触觉、痛觉、压觉、温觉、冷觉及痒觉。经大脑综合分析还可形成复合感觉，如湿、糙、硬、软、光滑等。此外皮肤还有形体觉、两点辨别觉和定位觉等。

（四）分泌和排泄功能

皮肤的分泌和排泄功能主要通过汗腺和皮脂腺完成。

小汗腺的分泌对维持体内电解质平衡非常重要，出汗时带走的大量热量，使人体更易于适应高温环境。大汗腺分泌的是一种黏稠的乳样无味液体，细菌酵解可使之产生臭味，如"狐臭"。

皮脂腺细胞破裂，通过管腔输送于皮肤表面形成皮脂膜。皮脂腺的分泌受各种激素的调节，如雄激素可加快皮脂腺细胞的分裂，使皮脂合成增加，而雌激素可抑制内源性雄激素产生或直接作用于皮脂腺，减少皮脂分泌。若表皮损伤，皮脂腺可停止分泌。气温变化也可影响皮脂腺分泌。夏季气候炎热，皮脂腺分泌旺盛，则表现为皮肤"出油"较多；冬季寒冷干燥，皮脂腺相对"休眠"，皮肤"出油"减少。

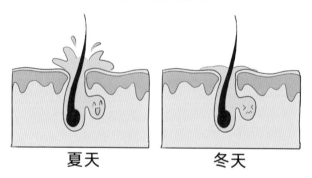

夏天　　　　　　冬天

（五）代谢功能

1. 水和电解质代谢

皮肤是人体重要的储水库，主要分布于真皮层。皮肤含水量占体重的18% ~ 20%，儿童皮肤含水量更高。皮肤内水分代谢受全身水分代谢活动的影响，机体发生脱水时，皮肤可提供其水分的5% ~ 10%以维持循环血容量的稳定。因其表面附有皮脂膜，干燥环境下可减轻水分蒸发，同时也防止在过于潮湿环境下，水分过多扩散进入皮下组织。

皮肤也是电解质的重要储存库之一，含有各种电解质，主要储存于皮下组织内。

2. 糖脂代谢、蛋白质代谢等

皮肤中糖类物质主要为糖原、葡萄糖和黏多糖等。糖尿病患者皮肤葡萄糖含量增高，并且难以正常代谢，出现创面后更容易发生真菌和细菌感染。皮肤中的脂类包括脂肪和类脂质，人体皮肤的脂类总量（包括皮脂腺、皮脂及表皮脂质）占皮肤总质量的3.5% ~ 6.0%。脂肪合成主要在表皮细胞中进行，主要功能是储存能量和氧化供能。弹性蛋白是真皮结缔组织内弹性纤维的主要成分。皮肤蛋白质包括纤维性和非纤维性蛋白质。纤维性蛋白质包括角蛋白、胶原蛋白和弹性蛋白。角蛋白是角质形成细胞和毛发上皮细胞的代谢产物及主要成分。非纤维性蛋白质包括细胞内的核蛋白及调节细胞代谢的各种酶类。

（六）体温调节功能

皮肤对体温保持恒定具有重要的调节作用，一方面作为外周感受器，感受热或者冷，环境温度发生变化时向体温调节中枢提供调控信息；另一方面又可作为效应器，通过物理性体温调节的方式保持体温恒定。交感神经通过控制皮肤动静脉之间丰富的吻合支开合来调节皮肤血流量，增加或减少皮肤热量的释放。四肢大动脉也可通过调节深静脉和浅静脉的血流量进行体温调节。体表散热主要通过热辐射、空气对流、热传导和汗液蒸发等形式。皮下脂肪可通过收缩血管而减少散热起到保温作用。大面积深度创面损伤造成的汗腺及皮下脂肪的破坏，可使得皮肤在短时间内难以适应环境温度的变化。

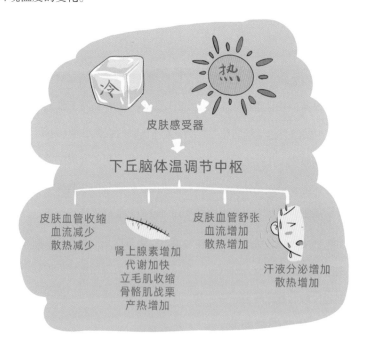

皮肤调节体温

（七）免疫功能

皮肤是免疫反应的效应器官，又具有主动参与启动和调节皮肤相关免疫反应的作用。皮肤免疫系统主要包括细胞免疫和体液免疫两部分。

四、皮肤病变时会有哪些症状呢?

皮肤病在发病过程中，可产生一系列的自觉症状和他觉症状。

自觉症状：自觉症状即患者主观的感觉。皮肤病的自觉症状取决于原发病的性质、病变程度以及患者的个体差异等，最常见表现为瘙痒，其次还包括疼痛、灼热、蚁行、麻木感等。

他觉症状：他觉症状为皮肤病直观的客观体征，以表现在患部的皮肤损害最具诊断意义。

皮肤损害（简称皮损），也称皮疹，分为原发性和继发性两大类。有时两者不能截然分开，如脓疱为原发性皮损，但也可继发于丘疹或水疱。

（1）原发性皮损：原发性皮损是指皮肤病病变过程中，直接发生及首次表现的皮损，包括斑疹、丘疹、风团、结节、疱疹、脓疱等。

①斑疹：斑疹指与周围皮肤平齐、无隆起或凹陷的局限性皮肤黏膜的

颜色改变。当斑疹直径达到或超过 1 cm 时，称为斑片。分为红斑、色素沉着斑、色素减退斑等。

②丘疹：丘疹指高于皮面的实性丘形小粒，直径通常小于 1 cm。数目多少不一，可散状分布，可互相融合形成扁平隆起的片状损害，若直径大于 1 cm 的称为斑块。

③风团：风团常突然发生，迅速消退，消退后多不留痕迹，发作时伴巨痒的局限性水肿隆起。

④结节：结节指质地较硬，深在皮下或高出皮面的大小不一、边界清楚的实质性损害。

⑤疱疹：疱疹指内有腔隙、含有液体、高出皮面的损害。水疱内含有血样液体者称血疱。水疱为白色，血疱为红色或紫红色。疱疹的疱壁一般较薄易破，破后形成糜烂，干燥后结痂脱屑。

⑥脓疱：脓疱的疱内含有脓液，脓液混浊，或为黄色；脓胞周围常有红晕，疱破后形成糜烂，溢出脓液，结脓痂。

（2）继发性皮损：继发性皮损常由原发性皮损经过搔抓、破溃感染、治疗处理不当和在损害修复过程中演变发展而成，包括鳞屑、糜烂、溃疡、痂、抓痕、皲裂、苔藓样变、色素沉着、萎缩、瘢痕等。

①鳞屑：鳞屑为表皮角质层的脱落，其大小、厚薄、形态不一，可呈糠秕状（如花斑癣、风热疮）、蛎壳状（如银屑病）或大片状（如剥脱性皮炎）。

②糜烂：糜烂为局限性的表皮或黏膜上皮缺损，多由疱疹、脓疱破裂

或痂皮脱落而露出红色皮损湿润面。糜烂因损害较浅，愈合较快，一般不留瘢痕。

③溃疡：溃疡指大小不一的皮肤或黏膜深层真皮或皮下组织的局限性缺损。溃疡面有脓液、浆液或血液，基底有坏死组织，愈后留有瘢痕。

④痂：皮损处的渗液、滋水、渗血或脓液与脱落组织及药物等混合干燥后覆于表面即形成痂。

⑤抓痕：抓痕是由搔抓等行为将表皮抓伤而形成的线状或点状损害，表面可结成血痂。

⑥皲裂：皲裂为线状的皮肤裂口，好发于掌跖、指趾、口角等处，多由于皮肤干燥引起。

⑦苔藓样变：苔藓样变为皮肤增厚、粗糙、皮嵴隆起、皮沟加深、干燥、局限性边界清楚的大片或小片损害，多为牛皮癣、慢性湿疮等慢性瘙痒性皮肤病的主要表现。

⑧色素沉着：色素沉着因皮肤中色素增加所致，多呈褐色。色素沉着有的属原发性皮损，如黧黑斑、黑变病等；有的属继发性皮损，某些慢性皮肤病后期局部表现为皮肤色素沉着。

⑨萎缩：萎缩因皮肤的结构成分减少、变薄所致。表皮萎缩时皮肤呈半透明羊皮纸样外观，皮纹变浅或消失，其下血管较为清晰可见；真皮或皮下脂肪萎缩时，皮肤呈局限性凹陷，皮纹不变。

第二节 认识伤口，知己知彼

在日常的工作、学习、生活中，难免会有磕磕碰碰，时不时我们的身体就会因某些原因，造成不可避免的伤口出现。有些伤口会快速愈合甚至不留痕迹，而有些伤口经久不愈甚至情况愈演愈烈，造成不可挽回的后果。如果我们能够简单地初识各类伤口，在发生皮肤损伤时才能更快更好地使其愈合，让我们的身体恢复健康。

一、什么是伤口？

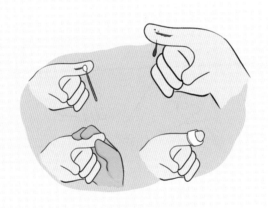

　　伤口是正常皮肤在外界致伤因子作用下所导致的损害，常伴有皮肤完整性的破坏，以及一定量正常组织的丢失。引起皮肤创面形成的原因大抵可分为外在因素与内在因素。外在因素包括创伤、烧伤、战伤、手术、感染、压力、放射损伤等，内在因素包括血管性、神经性、自身免疫性疾病等。

正确地评估伤口、对伤口进行分类分期处理，并选择合适处理方法是促进伤口愈合的关键。

（一）根据伤口愈合时间长短，分为急性伤口、慢性伤口。

急性伤口：急性伤口指突然形成且愈合起于止血阶段、能快速正常愈合的伤口，主要是手术切口、创伤后的清洁伤口和部分沾染伤口。

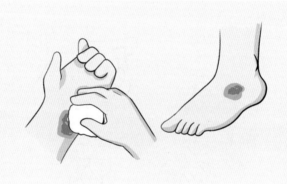

慢性伤口：慢性伤口指因血液供应匮乏，缺少止血阶段，不能正常愈合，需借助外力才能愈合的伤口，其愈合时限延长，大于 4 周，一般是沾染或污染的伤口发生感染后形成。

（二）根据受伤的原因，分为机械性损伤、物理性损伤、化学性损伤、生物性损伤。

（三）根据颜色，欧洲创面 RYB 分类方法将二期或延期愈合的开放创面（包括急性和慢性创面）分为红、黄、黑及混合型。创面的愈合是由黑到黄,再到红色的变化过程,同时慢性创面可同时存在黑、黄、红的情况。

1.红色创面:红色创面可能处于创面愈合过程中的炎症期、增生期或成熟期,涵盖了伤口愈合过程的任何阶段。

2.黄色创面:黄色创面包括的颜色从黄色到白色、灰色,主要由黄色的脂肪、白色或灰色的肌腱、感染创面或腐痂组成,无明显愈合倾向。此阶段如处于湿润环境易滋生细菌而致感染,影响愈合时间与质量。如何清除坏死组织与控制感染是本阶段治疗的重点。

3.黑色创面:黑色创面主要是全层皮肤坏死形成的厚而干的焦痂,常为黑棕色及棕褐色,含有坏死组织,同样无愈合倾向。此期需要采用各种积极手段清除坏死焦痂和黄色的坏死脱落物,保护创面直至愈合。

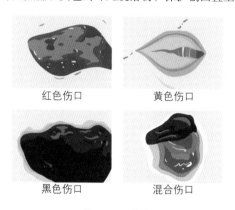

红色伤口　　　　　黄色伤口

黑色伤口　　　　　混合伤口

伤口 RYB 分类

（四）根据伤口受污染的情况,分为清洁伤口、清洁污染伤口、污染伤口、感染伤口。

1.清洁伤口:清洁伤口指未受病原微生物污染的伤口和未进入呼吸道、

消化道、泌尿生殖道、口腔等部位的伤口。

2.清洁污染伤口：清洁污染伤口指未受病原微生物感染，但与呼吸道、消化道、泌尿道、口腔等部位有关联的伤口。

3.污染伤口：如开放性创伤、急性炎症等伤口。

4.感染伤口：如有坏死组织的外伤伤口、空腔脏器穿孔手术伤口等伤口。

二、什么是伤口愈合？

●

伤口愈合是指由于遭受外力作用，皮肤组织完整性出现离断或缺损后的协同愈复过程，包括各种组织再生、肉芽组织增生、瘢痕组织形成。

轻度的创伤仅限于皮肤表皮层，稍重者有皮肤和皮下组织断裂，并出现伤口；严重的创伤可有肌肉、肌腱、神经的断裂及骨折。前者可直接通过上皮再生愈合，后两者由于创伤严重，皮肤自身无法修复愈合，常需人工干预治疗，如进行皮肤缝合或植皮修复手术。如果皮肤附属器（毛囊、汗腺及皮脂腺）遭完全破坏，则不能完全再生，需通过瘢痕修复。肌腱断裂后，初期也是瘢痕修复，但随着功能锻炼而不断改建，胶原纤维可按原来肌腱纤维方向排列，达到完全再生。

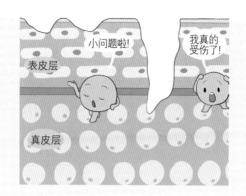

伤口愈合分为三期：Ⅰ期愈合，Ⅱ期愈合及Ⅲ期愈合。

（一）Ⅰ期愈合：Ⅰ期愈合见于组织缺损少、创缘整齐、无感染、经粘合或缝合后创面对合严密的伤口，例如手术切口。这类伤口血凝块较少，炎症反应轻微，表皮再生速度快，肉芽组织生长良好，2～3周完全愈合，形成的瘢痕较小。

（二）Ⅱ期愈合：Ⅱ期愈合见于组织缺损较大、创缘不齐、对合不良或伴有感染的伤口。这类伤口由于坏死组织多或伴随感染，可引起局部组织变性、坏死，炎症反应明显。待感染被控制，坏死组织被清除以后，再生程序才能被启动。此外，此类伤口收缩明显，需依靠从伤口底部及边缘长出大量的肉芽组织将伤口填平，其愈合的时间较长，形成的瘢痕较大。

（三）Ⅲ期愈合：伤口表面的血液、渗出液及坏死物质干燥后形成黑褐色硬痂，在痂下进行愈合过程，待上皮再生完成后，痂皮即脱落。表皮再生必须首先将痂皮溶解，然后才能向前生长，故痂下愈合所需时间通常较无痂者长。痂皮使创面相对干燥，不利于细菌生长，故对伤口有一定的保护作用。但如果痂下渗液较多，尤其是出现痂下细菌感染时，痂皮反而阻挡了渗出物引流排出，使感染加重，不利于愈合。

三、伤口是如何愈合的？

伤口愈合的基本阶段为：止血/凝血期、炎症反应期、增殖修复期、成熟稳定塑形期。

（一）止血/凝血期（止血阶段）

从创面形成的一瞬间开始，机体首先出现的反应是自身的止血过程。

止血是愈合的第一阶段，身体激活人体的紧急修复系统如凝血系统等（形成一个水坝阻止排水）。在此过程中，血小板会与胶原蛋白接触产生激活聚集效应，中央的凝血酶引发纤维蛋白网状物的形成，纤维蛋白网状物将血小板凝聚块变得更稳定，有效阻止出血。

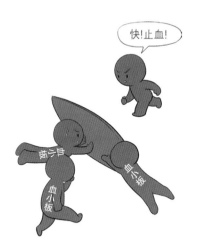

止血期

（二）炎症反应期（防御 / 炎症阶段）

自创面形成开始的前 2 ~ 3 天。

第二阶段为防御 / 炎症阶段，重点在于破坏细菌和清除坏死碎屑，目的是为伤口组织的生长准备伤口床。在第二阶段，嗜中性粒细胞（白细胞的一种）进入伤口，以破坏细菌并清除坏死碎片。嗜中性粒细胞数量通常在受伤后 24 ~ 48 小时内达到高峰，3 天后数量大大减少。随着白细胞离开，巨噬细胞到达，继续清除碎片，同时还分泌生长因子和蛋白质，将免疫细胞吸引到伤口处以促进组织修复。该阶段通常持续 4 ~ 6 天，并且常常伴有红、肿、热、痛等炎症反应。

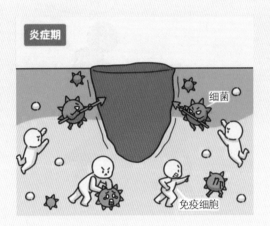

炎症期

（三）增殖修复期（增殖阶段）

可以分为上皮再生和肉芽组织形成两个阶段，发生于创面形成后的
2～24天。

一旦坏死组织被清除，伤口进入增生阶段，此阶段重点是填充和覆盖
伤口。增生阶段分为三个步骤：

1.填充伤口：有光泽的深红色肉芽组织充满结缔组织的伤口床，形成
新的血管。

2.伤口边缘收缩：伤口边缘收缩并拉向伤口中心。

3.覆盖伤口（上皮形成）：上皮细胞从伤口床或边缘产生，并开始以
越级方式越过伤口床直到伤口被上皮覆盖。

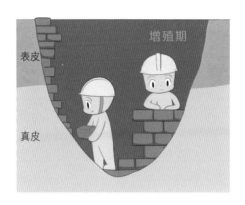

增殖期

（四）成熟稳定塑形期（重塑阶段）

伤口愈合的最后一个阶段，表皮及真皮愈合，但肉芽组织中的胶原蛋白堆积会导致瘢痕的形成。

当创面被再生的上皮细胞完全覆盖后，创面的愈合过程并没有完全结束，将进入重塑阶段。新生的肉芽组织和上皮细胞还需要进一步分裂、分化、转型，使其力量增强，最后才使创面得以完全愈合。经历此阶段，胶原纤维重新排列，组织重塑和成熟，拉伸强度总体上增加（最大强度仍明显低于原本组织强度）。成熟阶段时间比较漫长，通常持续 21 天到 1 年。

四、出现伤口该怎么处理？

●
●

伤口的良好修复关键在于正确科学的处理，目的是尽可能在短时间内闭合伤口，完成再上皮化。评价各种伤口处理方法是否科学的标准应是能否实现愈合时间与愈合质量的统一。

（一）清除刺激源

如热烧伤、化学烧伤必须立即中止致伤源，将伤口置于清水下冲洗30 分钟以上，尽可能祛除附着于伤口和皮肤表面的刺激源。每次更换敷料时要仔细清除粘附于伤口表面的坏死组织、渗液等，注意勿将敷料棉织纤维遗留于伤口内，使之成为异物，影响伤口愈合。

（二）清除坏死组织

现代伤口护理的观点认为：对坏死组织应尽早清除。理由如下：

1. 坏死组织自溶后经创面吸收可成为毒素，引起机体中毒。

2. 坏死组织富含蛋白质等营养，是细菌生长繁殖的良好培养基，易导致感染。

3. 坏死组织附着于创面可成为不良刺激源，影响毛细血管重建与生长，阻止肉芽生长和上皮再生，因而会阻碍伤口愈合。

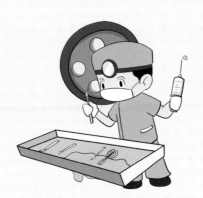

清创常用方法有 4 种：外科 / 机械清创（用外力擦拭，刀剪剪除或镊子钳除坏死组织）；酶解清创（用水解酶、枯草杆菌酶等分解坏死组织）；自溶清创（用封闭敷料截住伤口水分，软化坏死组织，伤口渗出中的酶溶解、液化坏死组织，随更换敷料时清除）；生物清创（利用无菌环境下培育的蛆虫，多为丝光绿蝇的幼虫，吞食、消化坏死组织和致病微生物）。

（三）预防和控制感染

包括清洁伤口（可用无菌生理盐水清洗伤口）；加强营养支持；更换敷料时无菌操作，预防交叉感染；定期监测伤口感染情况；等等。

（四）保护伤口及其周围组织

使用减压垫降低伤口及其周围组织的压力；保持伤口局部的密闭性，预防分泌物、排泄物污染；采取保护性体位或放置保护性支架；等等。

（五）为伤口愈合提供一个湿润的环境

根据伤口大小、深度、颜色及渗液量等情况，选择恰当的封闭敷料敷贴伤口，为伤口愈合提供一个低氧、湿润的愈合环境。如使用泡沫敷料、水胶体敷料、水凝胶敷料等。

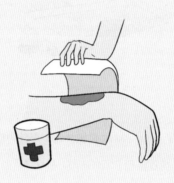

（六）控制流出的液体和气体

对于渗液量较多，特别是感染性渗液伤口，应采用吸收渗液良好的敷料，在吸除渗液的同时减少创面细菌滋生，对于较深的窦道性伤口可用封闭式负压吸引技术吸除流出的液体和气体，以免对伤口造成不良刺激和浸渍。

（七）重视身心整体调护

定期进行伤口疼痛评估，换药操作时重视人文关怀，最大限度减轻不适感。

五、不同类型的伤口，护理时该注意什么？

（一）红色伤口

保护伤口及其周围组织，保持伤口部位湿润清洁。

（二）黄色伤口

清洁伤口和消炎，清除脓性分泌物和控制局部感染。

（三）黑色伤口

清创，尽早清除坏死组织，清创的方法因人而异。

（四）混合伤口

1. "25% 红色伤口 +75% 黑色伤口"处理原则为：以清除黑色坏死组织为主，兼顾保护红色伤口。

2. "25% 黄色伤口 +75% 黑色伤口"处理原则为：以清除黑色坏死组织为主，兼顾去除黄色分泌物，控制局部感染。

3. "50% 红色伤口 +50% 黄色伤口"处理原则为：以清除黄色分泌物

及失活组织为主，兼顾保护红色肉芽组织。

（五）浅层伤口

防止和减轻感染，保存残留的上皮组织，为再上皮化提供一个适宜的愈合环境。

（六）全层伤口

尽早去除坏死组织并覆盖创面，以保存残留的上皮组织，为再上皮化提供一个适宜的愈合环境。

（七）急性伤口

尽快恢复机体的功能和修复受损的组织。首先稳定病人情绪，估计伤情和伤口情况。然后快速清创，浅表急性伤口用敷料封闭伤口；全层伤口可清创后缝合伤口，以求Ⅰ期愈合；对有张力的伤口，选用恰当的敷料封闭伤口以保护伤口，或用保湿敷料调理伤口，以求Ⅱ期愈合。

（八）慢性伤口

由于慢性伤口形成时间长，都有不同程度的皮肤组织营养不良甚至坏死，因此其护理原则是：正确估计慢性伤口的形成原因、伤口深度及范围、配合程度、主观愿望等。采用病人能够接受的有效方式清创，将慢性伤口转化为急性伤口状态，从生理上提供细胞按时间顺序愈合的机会，在此基础上使用合适的敷料进一步做伤口调理、促进愈合。

六、湿性愈合与干性愈合

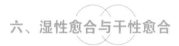

（一）干性愈合

1.定义

干性愈合是指受伤后利用机械性办法反复清创，直至坏死组织完全消除，减少周围的正常组织被坏死组织的感染，最终达到愈合目的。通俗来说，就是敞开伤口，使伤口接触氧气，供给细胞生长各种生化反应所需，促进伤口愈合；同时保持伤口干燥，促进伤口结痂。

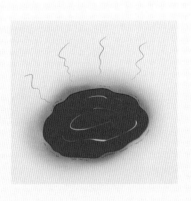

干性愈合

2. 优点

价格便宜，材料成本低。

3. 缺点

（1）传统的纱布敷料容易与伤口新生肉芽组织粘连，且需频繁更换敷料，在更换敷料时很可能会再次损伤伤口，导致患者疼痛不适，愈合速度慢。（2）无法隔绝细菌的侵入，痂下容易积脓等。（3）遇到渗液量多的伤口，需频繁更换敷料，增加换药费用及医务人员工作量。（4）伤口的温度和湿度得不到保障，延长了愈合的时间。（5）干痂皮容易被患者自行揭除，造成伤口再次损伤。

（二）湿性愈合

1. 定义

湿性愈合指的是保持伤口局部湿润，无痂皮生长。在这样的前提下，护理伤口时创造接近生理状态的湿性愈合环境，就有利于肉芽的生长，便于皮肤修复细胞的分裂增殖，从而促使伤口的完整愈合。

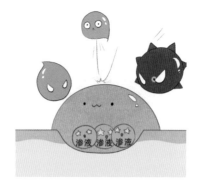

湿性愈合

2.优点

（1）无痂皮形成，避免表皮细胞绕经痂皮下迁移而延长愈合时间。（2）湿润和低氧环境能刺激毛细血管的新生，促进成纤维细胞和内皮细胞的生长，有利于角质细胞的增殖。（3）发挥了渗液的重要作用，使敷料不粘连创面，避免新生肉芽组织再次机械性损伤，明显减轻了换药时的疼痛，为创面的愈合提供了适宜的环境。（4）保留创面渗液，有利于释放并激活多种酶和酶的活化因子，促进坏死组织与纤维蛋白的溶解，渗液还能有效地维持细胞的存活，促进多种生长因子的释放，刺激细胞增殖。（5）密闭状态下相对微酸环境可直接抑制细菌生长，有利于白细胞繁殖及发挥功能，提高局部的免疫力。

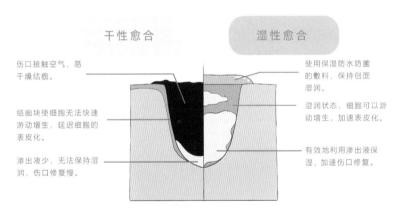

干性愈合 VS 湿性愈合

3. 湿性愈合敷料

（1）水凝胶敷料：水凝胶敷料是一种活性胶质软膏，呈半透明，无黏性，含水量一般在80%～90%，使伤口产生水合作用，提供理想的湿润环境。主要适用于部分皮层或全皮层损伤伤口、有黄色腐肉或黑色坏死伤口，促进坏死组织自溶，加速伤口愈合，起到自溶清创作用，同时也具有填充伤口的作用。

（2）水胶体敷料：水胶体敷料具有优越的渗液吸收性能，外层半透膜能防水透气，预防二次污染。有良好的弹性及自黏性。适用于表浅和部分皮层损伤的伤口，小到中量渗液的伤口；主要特点是由亲水性颗粒与疏水性聚合物组成，可以吸收少到中量的伤口渗液，形成潮湿的伤口愈合环境，不撕裂新生肉芽组织，促进上皮细胞胶原蛋白的合成，加速微血管增生，防止细菌侵犯。

（3）藻酸盐敷料：藻酸盐敷料以藻酸纤维为主要原料，主要适用于中到大量渗液的伤口，轻度出血的伤口；特点是可以吸收自身渗液重量的20倍渗液量，具有快速吸收能力，且换药时不会引起伤口疼痛。胶体与创面之间的钙离子交换可使伤口迅速止血，吸附血小板促进血凝块生成。同时在为伤口创造湿润的环境中，起到自溶性清创的作用，促进肉芽组织生长。

（4）泡沫类敷料：泡沫类敷料分为有黏胶和无黏胶两类，由发泡性高分子材料构成，能够吸收自身重量的25～30倍渗液，促进肉芽生长；适用于大部分的伤口，特点是吸收中到大量渗液，防止肉芽组织水肿、不浸渍周围皮肤；吸收渗液后向内膨胀，更契合伤口形状；柔软，具有一定厚度，能有效缓冲伤口局部压力。

（5）离子敷料：离子敷料适用于感染有脓性分泌物的伤口；主要特点是敷料中含银或银复合物，能持续有效地释放银离子，迅速杀菌，快速大量吸收渗出液，减少皮肤浸渍，保持伤口湿润，自黏性较好，透气防水，有较强的抗感染功效，能显著加快伤口愈合，缩短疗程并减少瘢痕的形成。

第三节 科学养护皮肤，绽放你的美丽

皮肤直接沟通外界环境，与其他器官一样，皮肤也会随年龄增长而发生老化、功能减退；同时，皮肤是衡量一个人健康美貌的重要标准，岁月流逝的痕迹往往通过皮肤体现出来。因此，越来越多的人关注皮肤健康，重视皮肤的日常养护。皮肤的清洁、保湿、防晒是护肤必不可少的步骤，养成规律的生活习惯也可为健康美丽助力，当出现皮肤问题时正确使用药物同样不可忽视。

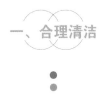

一、合理清洁

维护皮肤清洁是保障人体健康的基本条件，但何为正确的皮肤清洁方式尚无公认的规范可循。因此，认识皮肤污垢的本质、正确选择皮肤清洁剂、认知不同人群不同部位皮肤该如何清洁、了解病理状态下的皮肤怎样清洁对养护皮肤至关重要。

（一）皮肤污垢

皮肤污垢是指附着在皮肤表面的垢着物，若不及时去除，会影响毛孔通畅，妨碍皮肤和黏膜正常生理功能的发挥。

1. 生理性污垢

由人体产生、分泌或排泄的代谢产物，包括老化脱落的细胞、皮脂、汗液、黏膜和腔道的排泄物。

2. 病理性污垢

皮肤病理状态下的鳞屑、脓液、痂等；高热时增加的汗液；腹泻、呕吐等排泄物。

3. 外源性污垢

来源于外部环境的污垢，包括微生物、环境污物、各类化妆品和外用药物的残留物。尘土、金属或非金属的氧化物，主要以颗粒状物沉积在皮肤表面，通过清水可以除掉。油脂、脓液或污垢中的分子则通过静电引力或分子间的化学结合力，以成膜状形式紧密粘贴于皮肤，需要使用清洁剂才能清除。

（二）皮肤清洁剂

可发挥润湿、渗透、乳化、分散等多种作用，使污垢脱离皮肤进入水中，经充分的乳化增溶后，稳定分散于水中，再经清水反复漂洗而去除。市场上也有少数免洗的产品如清洁巾。无论何种方式，优质清洁剂应具备以下特点：①外观悦目，无不良气味，结构细致，稳定性好，使用方便。使用时能软化皮肤，涂布均匀，无黏滞感；②能迅速除去皮肤表面的各种污垢；③洗浴后能保持或接近正常皮肤 pH 值，对皮肤屏障损伤少，对局部菌群影响小；④用后皮肤不干燥，保持皮肤光泽润滑。

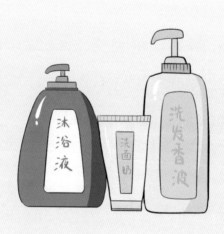

1. 皮肤清洁剂种类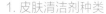

按其化学性质主要分为皂类清洁剂和合成型清洁剂。

（1）皂类清洁剂：通过形成皂盐乳化皮肤表面污物而发挥清洁作用。由于皂盐成分为碱性，去污力强，皮脂膜容易被清除，增高皮肤 pH 值，长期使用可使皮肤的耐受性降低，具一定的刺激。应尽可能选择添加了保湿成分的改良皂类或含甘油的手工皂，其性质温和，对皮肤的刺激较低。

（2）合成型清洁剂：以表面活性剂为主，加上保湿剂、黏合剂、防腐剂等。根据表面活性剂的化学特性，可分为阴离子、阳离子、两性离子、非离子及硅酮等种类。以阴离子为表面活性剂的清洁剂作用最强，但其对皮肤的刺激性也较大。合成型清洁剂通过表面活性剂的乳化和包裹等作用清洁皮肤。配方中添加的保湿剂及润肤剂具有保湿、润肤、降低皮肤敏感性等作用，可减轻由表面活性剂导致的皮肤屏障破坏。与皂类清洁剂相比，合成型清洁剂性质温和，刺激性较小。

2. 皮肤各部位常用的清洁产品

（1）洗发产品：洗发水是主要的洗发产品，由起主要清洁作用的表面活性剂与调理剂、润滑剂、增稠剂、去屑止痒剂、营养剂和微量香精复配而成。头发表层由完整的毛鳞片和自然分泌的油脂构成保护膜。香波洗涤、烫染、阳光会破坏这层天然保护膜，尤其是多次烫染、不当洗护都会导致头发干枯，失去弹性和柔软性，需要对头发经常做护理。护发素是最常用的护理产品，其他还包括发油、发蜡、发乳、发霜、发膏、焗油膏等。

（2）洁面产品

①洗面奶：洗面奶包括洁面膏、洁面乳、洁面露、洁面啫喱等。

②卸妆产品：淡妆应使用卸妆水和卸妆乳，油彩浓妆可使用卸妆油，卸妆后有时还需用洗面奶将卸妆油清除。

③磨砂膏或去角质膏：磨砂膏内含有均匀细微的颗粒，利用其在皮肤上的物理摩擦作用直接去除老化的角质碎屑。去角质膏或啫喱主要通过产品涂抹过程中析出的黏性物质剥脱老化角质，促使表皮细胞更新换代。但过频使用这类产品会导致皮肤变薄而敏感、真皮血管扩张出现红血丝等。通常建议油性或老化皮肤2~4周使用1次，磨砂膏和去角质膏等同类型产品不要同时使用，用后适当配合保湿产品。

④沐浴产品：可根据个人喜好及皮肤性质选用沐浴液、浴皂、浴盐、身体磨砂膏等。中、干性皮肤建议选择沐浴液、沐浴啫喱等性质更温和的产品；偏油性的皮肤可选择清洁力更强的浴皂、浴盐等。

⑤其他皮肤清洁剂：针对婴幼儿皮肤、毛发和会阴部的清洁剂通常性质更加温和，安全系数更高。其他还包括洗手液、口腔清洁用品等。

（三）各部位皮肤清洁

1.头皮与毛发清洁

清洁的频率因人而异，以头发不油腻不干燥为度。洗发的水温不宜过高，以不超过40℃为宜。时间应控制在5~7分钟。

洗发护发程序：用水浸湿头发后，先用洗发水涂抹于头发上，搓揉约1分钟，用清水将泡沫冲洗干净。为了减少毛发因静电发生的打结，应使头发顺滑，可用护发素均匀涂抹头发后再洗 1 遍。使用护发素时注意避免接触头皮，也不宜直接将洗发水涂在干的头发上按摩头皮，否则会使洗发水的各种化学原料渗透进头皮造成伤害。根据毛发情况和个人喜好，可以不定期地使用发乳等其他护发产品。

2. 面部清洁

每天早晚都应清洗 1 次。水温不能过冷或过热。过冷的水会使毛孔收缩，不利于彻底去掉污垢，过热的水会过度去脂，破坏皮脂膜。油性皮肤可交替使用热冷水，热水有助于溶解皮脂，冷水避免毛孔扩张。

正常情况下，提倡清水洁面。当气温炎热、工作和生活环境较差、使用防晒剂或油脂类化妆品时，才需要使用洁面产品。洗面奶是最常用的洁面产品，每次用量 1 ～ 2 g（黄豆或蚕豆大小），以面部 T 区为重点，用手指轻轻画圈涂抹后，用吸有清水的毛巾擦洗。洁面后喷润（爽）肤水，或擦保湿霜等，以恢复皮脂膜，维护皮肤正常的 pH 值。

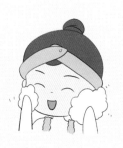

3. 身体清洁

应根据工作性质、体力活动的强度、是否出汗和个人习惯进行差异化调整。通常推荐每 2～3 天沐浴 1 次，天气炎热或喜爱运动者可以每天洗澡。水温以皮肤体温为准，夏季可低于体温，冬天可略高于体温。沐浴时间控制在 10 分钟左右。若每天洗澡，每次洗 5～10 分钟即可。洗澡间隔时间长者可适当放宽沐浴时间，但不宜超过 20 分钟。

沐浴方式：以清洁皮肤为目的，以流动的水淋浴为佳，若以放松或治疗为目的则推荐盆浴。一般先行淋浴，洗除污垢后再进入浴缸或浴桶浸泡全身。洗澡时用手或柔软的棉质毛巾轻轻擦洗皮肤，避免大力搓揉，或用粗糙的毛巾、尼龙球过度搓背。

沐浴禁忌：不宜空腹、饱食、酒后洗澡，不宜较长时间体力或脑力活动后马上洗澡。以上情况很可能引起大脑供血不足，严重时还可引发低血糖，进而导致晕倒等意外发生。

4. 手部清洁

沾染尘土，清水冲洗即可；若接触到油腻的污垢，可使用洗手液、香皂等清洁产品。不主张日常使用含抗生素、杀菌剂的产品，仅在可能接触到病原微生物或医院无菌操作时才需使用含有消毒、杀菌功效的洗手液。洗手以流动的水为宜，手心、手背、指缝、指尖和手腕都需清洁到位，必要时可采取七步洗手法。洗手后可适当涂抹润手霜恢复皮脂膜。

5. 足部清洁

双足汗腺发达且相对封闭，利于微生物滋生，因此每晚睡前都应该清洁双足。水温以皮肤舒适为度，时间 3 ~ 5 分钟即可，合并下肢血管病变尤其是糖尿病患者应特别注意水温。如以保健或消除疲乏为目的，水温可达 40℃ ~ 41℃，时间可延长到 15 ~ 20 分钟。需注意：水温过高或浸泡时间过长均可破坏皮肤屏障，扩张足部血管，远期可导致静脉曲张，甚至出现皮炎、湿疹等。足跖皮肤无皮脂腺，汗液分泌旺盛，通常清水清洁即可。在干燥寒冷的季节，洗脚后需涂擦含油脂丰富的保湿霜。如有脚臭，可用有抑菌作用的香皂；如角化过度，可用含水杨酸、尿素等促进角质软化或剥脱的产品。

6. 会阴部清洁

会阴部皮肤透气度差，是人体排泄处和生殖道的开口处，需注意此处皮肤薄嫩，每天应使用清水常规清洁。如有特别污染，可选用温和无刺激的清洁产品。

（四）特殊人群皮肤清洁

1. 新生儿

此阶段是初脱离宫内水环境逐渐到宫外含氧环境的适应转变过程，且新生儿的皮肤结构极其娇嫩，需细心呵护。

（1）胎脂：胎脂可在一定程度上保护新生儿皮肤，不必因追求美观强行去除干净，尤其是早产儿的胎脂更不宜太早去除，可用消毒过的植物油或液状石蜡局部涂擦，使之自行脱落。

（2）沐浴：新生儿体温调控能力较弱，可出生后第2天首次洗澡，而后洗澡可每日或隔日1次。洗浴时动作应轻柔，注意保护脐部。囟门处清洗应手指平置，轻轻地揉洗，不应强力按压或搔抓。

（3）温度：沐浴时应关闭门窗，注意避风寒，保持室温26℃～28℃，水温37℃～38℃。

（4）皮肤用品：推荐清水沐浴，或使用对眼睛无刺激的新生儿专用沐浴液，浴后涂擦婴儿专用的润肤剂，防止新生儿皮肤干燥。

2. 婴幼儿

1岁以内的小婴儿，推荐盆浴，以手直接清洗为宜，注意清洁面颈部、皱褶部和尿布区。当婴幼儿可以独自站立行走后，应开始淋浴。

（1）频率：1岁以内的小婴儿在会爬之前，以每周2次为宜，最多隔日1次。当婴幼儿活动量增加、季节和环境变化时（如夏季高温天气或不慎脏污），可适当增加洗澡频率。

（2）水温和时间：洗澡水温不应高于37℃，在34℃～36℃之间更为理想；盆浴时间在5～10分钟，淋浴最好不超过5分钟。

（3）清洁用品：建议适量使用添加了保湿成分的弱酸性或中性沐浴液，并用清水彻底冲洗干净，避免用力摩擦。新生儿（出生后1个月内）或小婴儿(1～6个月内)可以用清洁身体的沐浴液洗头；较大婴儿（7～12个月内）可选用温和的不刺激眼睛的洗发水。浴后5分钟内及时涂擦润肤剂，以恢复皮脂膜，避免损害角质层完整性，加强皮肤屏障功能。

3. 青少年

此阶段体力活动强度大，皮脂分泌也旺盛，可以增加皮肤清洁的频率，根据个人的皮肤耐受情况，可选择清洁力较强的清洁产品。

4. 老年人

由于代谢活动低，皮肤多干燥甚至脱屑皲裂，洗澡频率不宜过勤，应根据气候环境做适当调整。不论洗浴与否，每天都可涂擦保湿剂。在炎热的夏季或气候偏热的地区，可以每日或隔日洗澡1次；但在寒冷又干燥的地区，活动少的老年人洗澡频率可适当延长到1～2周1次。水温不宜过高，建议37℃～39℃，否则容易将皮肤上的天然油脂过度洗脱，皮肤血管扩张，导致心脏不适。

5. 孕、产妇

此时皮肤代谢旺盛，应该照常洗头、洗澡，避免各种相关疾病的发生。临近分娩的孕妇，注意乳头部清洁，可轻柔地用毛巾擦洗以增强乳头皮肤的韧性以做好哺乳准备，但要避免过度摩擦诱发刺激宫缩。尽量选择淋浴，避免污水倒流感染。产妇会阴部，应视恶露的多少，每日1次或多次以流动的温水冲洗，特殊情况可使用温和的清洁产品。

（五）皮肤亚健康或某些疾病的皮肤清洁

1. 皮肤干燥

皮肤干燥包括干性皮肤、皮肤瘙痒症、乏脂性皮肤病（如鱼鳞病）。应尽量少用皮肤清洁产品，仅以清水洗浴或根据皮肤情况、季节和地域不同，选择使用性质温和的医用护肤品，清洁后使用保湿剂改善皮肤干燥情况。

2. 皮肤不耐受或皮肤过敏

此类皮肤对外环境的耐受性降低，除敏感性皮肤外，还包括常见的日光性皮炎、接触性皮炎、特应性皮炎、玫瑰痤疮等。建议仅用清水洗浴，或日常使用医用舒缓类清洁产品，用后尽量不影响皮肤屏障。对特应性皮炎患儿，使用经过处理的软水更佳。水温以室温为宜，秋冬寒冷季节可略高于室温，水温过高过低都会刺激皮肤引发不适。洗澡时间应缩短，动作要轻柔，次数不宜过频，以个人舒适感为度，且浴后应及时涂抹修复皮肤屏障的保湿剂。

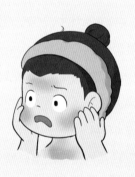

3. 脂溢性皮肤

脂溢性皮肤的人除油性皮肤外，还包括痤疮、脂溢性皮炎、少数玫瑰痤疮患者等。清洁剂使用量和清洁频率应以皮肤不油腻、不干燥为度。油性皮肤可选择香皂、浴盐、富含泡沫的洗面奶等。有明显丘疹、脓疱的情况可使用控油、抑菌类清洁产品（如含二硫化硒或硫磺的产品）。需注意，过度清洁会破坏皮脂膜，导致经皮失水率增加，反馈性地刺激皮脂腺分泌皮脂而出现所谓的"外油内干"现象。选用温和的控油洁面乳可减少此种情况的发生。

4. 其他皮肤疾病

根据病因、发病机制以及临床表现制订皮肤清洁计划，必要时采用药浴。

如银屑病，每日均有大量鳞屑脱落，皮损充血潮红。洗浴能软化和清除鳞屑，促进外用药物的吸收，采用药浴还有一定的治疗作用。但水温不宜过高，不能用力搓揉鳞屑，以免加重皮损潮红。

原发性感染如头癣、毛囊炎，继发性感染如湿疹、天疱疮等，应视感染的范围酌情选择局部或全身清洁。清洁产品应含有抑菌或杀菌的成分，如用含二硫化硒的产品洗头；用含聚维酮碘的药水清洁患处；用具有清热解毒功效的中药局部或全身药浴。

二、充分保湿

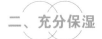

人体大约70%都是由水分所构成，因此水分对人体很重要，对皮肤尤其重要。充足的水分可以让皮肤功能正常运作，当缺水时，干纹、暗沉、敏感甚至是炎症都会接踵而来，更会加快松弛、老化的速度！那我们该怎样做好保湿呢？

（一）保湿的重要性

保湿的重点在于使角质层含水量充足。正常肌肤的角质层含水量为20%～35%，当含水量低于10%时，角质层排列就会较为混乱，防御力降低，更容易受到环境因子危害；肌肤表面也会因为缺水而变得粗糙、失去光泽，开始产生细纹；角质层含水量不足，角质代谢也可能出现异常，促进皮脂腺反馈性地分泌大量油脂，即"外油内干"，进而产生痤疮等皮肤健康问题。

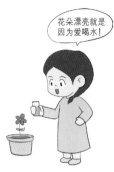

花朵漂亮就是因为爱喝水！

（二）角质层的保湿屏障作用

角质层位于肌肤最外层，肩负着人体屏障的重任，能防止水分的流失，也能抵御外界环境不良因素的伤害。角质层是由角质细胞组成，而在细胞与细胞之间则是由细胞间脂质及天然保湿因子填充。细胞间脂质主要的功能是防止水分散失在空气中，包含了神经酰胺、脂肪酸、胆固醇、甘油脂等。而天然保湿因子可在角质层间抓住水分帮助肌肤保湿，主要是由各种氨基酸、盐类、糖类、乳酸、尿素等组成。

做个简单的比喻：角质层好比是由砖块与水泥组成的砖墙。角质细胞是砖块，细胞间脂质及天然保湿因子就像是水泥，两者配合在皮肤表面形成完美的防水屏障。

另外，角质层表面覆有皮脂腺分泌形成的皮脂膜，能帮助皮肤锁住水分、防止水分蒸发，还有阻挡细菌等病原体入侵的功能。

（三）引起皮肤干燥的原因

1. 内在因素

（1）生活习惯不佳：睡眠不足、过度劳累、缺乏运动、营养不良等因素，除了会影响到健康之外，肌肤也更容易变得干燥、粗糙。（2）内分泌及激素水平变化：尤其是女性生理周期的变化，会直接影响皮肤状况。（3）疾病或药物影响：部分疾病会引起肌肤干燥，如糖尿病、甲状腺疾病、湿疹等；使用某些特定药物的副作用也会让皮肤变得干燥，如外用或口服含维生素 A 的药物。

2.外在因素

（1）天气干燥、寒冷：环境中气温及湿度的变化会影响皮脂腺和汗腺的分泌，如皮肤表面温度较低、过度接触紫外线，会让皮肤缺少水分而失去弹性、变得干燥。（2）过度清洁：清洁时使用温度较高的水或是清洁力较强的产品，会破坏肌肤表面的皮脂膜，造成锁水功能下降，导致角质水分持续流失，进而皮肤变得干燥敏感。（3）使用不适当的保养品：保湿产品不适合自己的肤质或是刺激性较大，都容易使皮肤干燥受损。

（四）常见的保湿产品

大部分保湿产品中含有常见的两大类保湿剂成分：封闭性保湿剂及润湿性保湿剂，其作用类似角质细胞脂质及天然保湿因子。

1.封闭性保湿剂

主要是在肌肤表面及角质层间形成一层疏水性的薄膜，有着强化肌肤屏障的功能，能有效地密封水分，减缓水分蒸发的速度，相当于"锁水"。封闭性保湿剂主要是一些油性成分，例如角鲨烷、神经酰胺、橄榄油等植物性油脂。

2.润湿性保湿剂

主要功能是"吸引水分"，它可以在角质层外或角质层间吸取水分，也就是我们常常提到的"保水"。常见的润湿性保湿剂有玻尿酸、维生素B_5等成分。但单独使用润湿型保湿剂可能会因无法阻碍水分蒸发，导致更多水分散失，因此在后续保养上要再叠加一层封闭性保湿剂，如此才能够将水分有效锁定在角质层中，达到应有的保湿效果。

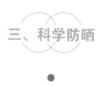

三、科学防晒

日常生活中，太阳光中的紫外线（UV）对人体皮肤损伤作用最为显著。其中，紫外线A（UVA）可穿透至真皮浅层，导致晒黑；紫外线B（UVB）波长较短，主要作用于表皮层，引起皮肤变红、严重晒伤，甚至晒后脱皮；紫外线C（UVC）则一般会被臭氧层阻隔。紫外线可以说是造成皮肤皱纹、老化、松弛及黑斑的最大元凶，UVB和UVA还是非黑素性和黑素性皮肤癌的重要致病因素。

（一）防晒系数SPF

防晒系数（Sun Protection Factor，SPF）：又叫防晒指数，表明防晒用品所能发挥的防晒效能的高低，是根据皮肤的最低红斑剂量来确定的。皮肤在日晒后发红，医学上称为"红斑症"，这是皮肤对日晒做出的最轻微的反应。"最低红斑剂量"，是皮肤出现红斑的最短日晒时间，使用防晒用品后，皮肤的最低红斑剂量会增长。SPF值越高，防护时效越长。

SPF=最低红斑剂量（用防晒用品后）/最低红斑剂量（用防晒用品前）

普通人没有任何防备地站在阳光下面暴晒，15分钟后皮肤开始出现红斑。如果选择的是SPF20的防晒霜，在日晒下的安全时间就是15分钟 ×

20=300 分钟。

SPF 虽然是防晒的重要指标，但并不表示 SPF 值越高，保护力就越强。研究表明 SPF15 有 93% 的保护能力，而 SPF34 却只有 97% 的保护能力。同时，SPF 值越大，其通透性也越差，会妨碍皮肤的正常分泌与呼吸。日常最适当的防晒系数应介于 SPF15 到 SPF30 之间。

（二）日常防晒策略

1. 远离强紫外线

尽可能避免上午 10 点到下午 2 点紫外线最强时间段进行户外活动，此时太阳所发出的紫外线被大气层过滤掉的比率最小。

2. 合理选择及正确使用防晒霜

在夏天的早晚、阴雨天，选用 SPF 系数低于 8 的产品即可；在中等强度阳光照射下，应选用 SPF 系数为 8 ~ 15 的产品；在强烈阳光直射下，应选用 SPF 系数大于 15 的产品。除了 SPF 系数，还要注重能阻挡肌肤晒黑的 PA 等级，以"+"表示产品防御长波紫外线的能力，一般选择 PA++ 就可以。

出门前 10 分钟涂抹防晒霜，并达到 $2\,mg/cm^2$ 的涂抹量，防晒效果最好。在使用防晒霜前须先清洁皮肤。如果是干性皮肤，可适当抹一点润肤液。涂防晒霜时，不要忽略了脖子、下巴、耳朵等部位。在阳光猛烈、暴晒时间长的日子里，每 2 小时应补擦 1 次防晒霜，夜里最好还要使用晒后护理品。

3. 穿戴要讲究

外出时穿着可以防御紫外线的衣物，通常推荐浅色的棉、麻质地服装，也可选择佩戴宽沿帽、墨镜，打太阳伞等。

4.饮食要讲究

口服光敏性药物或食物时，一定要避免太阳暴晒，即便是轻微日晒，也有可能引发相关皮肤症状。

四、规律的生活习惯

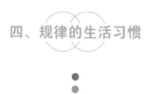

（一）早睡

早睡对皮肤的好处主要包括帮助皮肤排毒、预防斑点、改善黑眼圈以及使皮肤润滑细腻等。人体在睡眠时皮肤代谢速度增加，可促进人体内环境良性循环；长时间保持早睡的习惯，皮肤的整体状态会趋于年轻化。在入睡过程中，应当布置适宜睡眠的环境，避免周围过于吵闹。作息不规律给皮肤带来的损伤，和紫外线一样不可忽视。

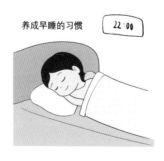

养成早睡的习惯 22:00

（二）健康饮食

1. 少食肉类食品和动物性脂肪

在一定条件下，肉类食品和动物性脂肪在体内分解过程中可产生诸多酸性物质，对皮肤和内脏均有刺激性，影响皮肤的正常代谢。皮肤粗糙，往往是血液肌酸含量增高造成的。青少年时期可适当多吃些新鲜的肉类，成年后应以素食为主。

2. 多吃植物性食物

植物性食物中富含防止皮肤粗糙的胱氨酸、色氨酸，可延缓皮肤衰老，改变皮肤粗糙现象。这类食物主要有：黑芝麻、小麦麸、油面筋、豆类及其制品、紫菜、西瓜子、葵花子、南瓜子和花生仁等。

3. 注意蛋白质摄取均衡

蛋白质是人类必不可少的营养物质，一旦长期缺乏蛋白质，皮肤将失去弹性，粗糙干燥，使面容苍老；但肉类及鱼、虾、蟹等蛋白质食物过食，则可引起皮肤过敏。为此，应根据生长发育的不同阶段，调整食物中肉食与素食的比例。年龄越大，食物中的肉食应越少。

4. 多吃新鲜蔬菜和水果

一是摄取足够的碱性矿物质，如钙、钾、钠、镁、磷、铁、铜、锌等，这样既可使血液维持较理想的弱碱性状态，又可防病健身。二是摄取充足的维生素，各种维生素均和皮肤健康关系密切。维生素 A、维生素 D 不足易致皮肤干枯粗糙；维生素 A、维生素 B_1、维生素 B_2 不足，会加速皮肤衰老；维生素 C 不足易受紫外线的伤害，导致皮肤色素沉着。三是摄取足够的植物纤维素，肤色较深者，宜经常摄取萝卜、大白菜、竹笋、冬瓜及大豆制品等富含植物蛋白、叶酸和维生素 C 的食品；皮肤粗糙者，应多取富含维生素 A、维生素 D 的果蔬，如胡萝卜、藕、菠菜、黄豆芽等蔬菜以及鸡蛋、牛奶、动物肝脏。

5. 少饮烈性酒

长期过量饮用烈性酒，可加速皮肤干燥、粗糙、老化。少量饮用含酒精的饮料，可促进血液循环，促进皮肤的新陈代谢，使皮肤产生弹性而更加滋润。

6. 适当饮水

正常的成年人每日应饮水 2000 ml 左右。充足的水分供应，可延缓皮肤老化。

7. 合理控制体重

肥胖或营养不良是导致皮肤老化和病变的危险因素。身体各部长出多余的脂肪时，要注意运动和调整饮食，但不可过分节食，以免皮肤失去活力。

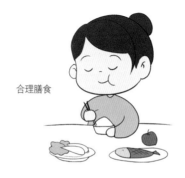

合理膳食

（三）科学锻炼

1. 锻炼身体对皮肤的好处 ────────────────

（1）增加韧性：皮肤包含了表皮和真皮两部分，其中真皮层含有大量的弹力纤维、胶原纤维。人体在运动的时候，可以增强胶原纤维和弹力纤维的功能，让皮肤变得更加有韧性和弹性。（2）加快血液循环：皮肤内部分布着丰富的血管和神经，运动不仅可以提高神经敏感度，还可以加快血液循环，让皮肤变得更加健康。（3）延缓衰老：运动的过程中，人体会排出大量的汗液，皮肤内的有害物质可以随着汗液一起排出，这对改变皮肤状态，延缓皮肤衰老有很好的帮助。

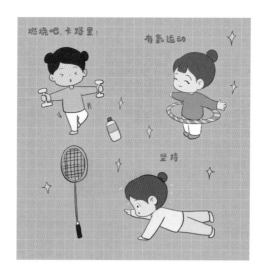

2.科学锻炼"五个原则"

（1）循序渐进原则：体育锻炼要由小到大、由易到难、由简到繁，逐渐进行。（2）全面发展原则：在体育锻炼时，要注意活动内容的多样性和身体机能的全面提高。（3）区别对待原则：锻炼时要根据每个锻炼者的年龄、性别、爱好、身体条件、锻炼基础等不同情况做到区别对待，使锻炼者更具针对性。（4）经常性原则：经常参加锻炼，效果才明显，不能三天打鱼、两天晒网。虽然短时间的锻炼也能对身体机能产生影响，但一停止锻炼，这种良好的影响作用就会很快消失。（5）安全性原则：从事任何形式的体育锻炼都要注意安全，如果体育锻炼安排不合理，违背科学规律，就可能出现意外伤害事故。

（四）保持心情愉悦

长期处于精神紧张、情绪不稳、焦虑烦闷或大喜大悲的状态中，可使皮肤变得粗糙、老化。

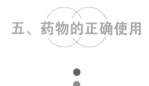

五、药物的正确使用

皮肤药物种类多、剂型多、性质作用各异，正确掌握药物的使用方法，有助于提高疗效、降低毒副反应。

（一）软膏类药物的用药量

皮肤科软膏类外用药物使用十分广泛，其常用量可以按照"指尖单位"计算。1个指尖单位是指药物挤出后从食指指尖覆盖到第一指间关节的软膏。成人面颈部用药一般需要 3 个指尖单位，一只手的正反面需要 1 个指尖单位，单侧下肢需要 6 个指尖单位，单足需要 4 个指尖单位。在给儿童涂软膏或乳膏时，可以先在成人食指上测算出指尖单位量，1 个指尖量的药物用在儿童皮肤上的面积相当于一个成人手掌面（包括手指）大小的 2 倍。婴儿外用药量是成人剂量的 1/5，6 岁儿童用药量约是成人的 2/5，12 岁儿童用药量为成人的 2/3。

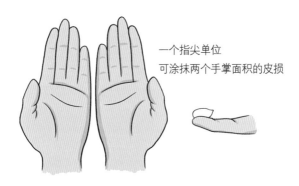

一个指尖单位
可涂抹两个手掌面积的皮损

指尖单位

（二）用药次数和疗程

不同剂型、成分的药物用药频率和时间各不相同。一般粉剂或洗剂需要1日擦数次；酊剂、软膏作用持久，每天早晚各用1次即可。有些药物因为对日光敏感，应当睡前使用，如维A酸乳膏、阿达帕林、过氧苯甲酰等。外用药物一般连续应用不超过2周，连续使用2周后病情未好转时应向医师咨询。应用激素软膏（如地塞米松软膏）时要特别注意，中病即止，不要长时间使用，一般不超过1周，每天1次为宜，以免产生激素依赖。

（三）用药前的皮肤清洁

每次使用外用药前要先用凉水或温水小心清洗患处，不要用热水和肥皂，以免发生刺激反应。湿敷前，如有痂皮应先消毒并软化痂皮后轻轻拭去。有毛发的部位用药前，应当先剃去毛发，然后再上药。

（四）预防药物不良反应

在使用新药或者易致敏药物时，特别是皮损面积过大、用于面部或皮肤敏感者，用药浓度应慎重，必要时可先在耳后或手腕部局部试用，没有出现过敏反应再根据需要逐渐提高浓度、扩大使用面积。如果出现发红、肿胀、烧灼感、瘙痒、出疹、脱屑等过敏症状，要及时到医生处复诊。面部、乳房、外阴处皮肤不可用浓度高或刺激性强的药物及酊剂。

（五）孕、产妇禁用、慎用药物

孕妇及哺乳期妇女应警惕药物透皮吸收所带来的不良反应。比如，含樟脑的制剂可引起胎儿死亡，维甲酸类药物可致畸，强效皮质激素容易导致婴儿的肾上腺皮质功能减退，阿昔洛韦可干扰DNA的合成，等等。

第二章

可怕的烧伤君

第一节 滚烫的教训——热力烧伤

烧烫伤在日常生活中特别常见，尤其是有孩子的家庭，就算万分小心，烧烫伤意外还是无法完全避免。许多人在发生烧烫伤后因一时心急或缺乏相关急救知识，采取了不恰当的处置方法，使伤情加重、治疗预后差，酿成了不少难以挽回的后果。那么发生烧烫伤后该如何正确处理呢？

案例引入

女子摔倒竟被严重烫伤——高温天气小心"马路杀手"!

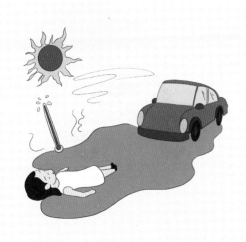

　　八月份热度不减，烈日当空，"砰——"的一声响，伴随着尖锐刺耳的刹车声，林女士不幸被汽车撞倒在地，更可恨的是肇事司机居然选择了逃逸！等到好心路人发现昏迷的林女士并拨打急救电话送入医院时，林女士已经在地上躺了好一会儿了。经过几天的救治，林女士生命体征基本平稳，但是却出现了一个意想不到的情况：林女士被撞倒后接触到地面的皮肤被严重烫伤，手臂、腿部等多处出现了大小不等的水疱……

男子车内使用"降温神器"竟成"炸雷"……

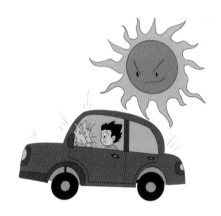

　　夏日炎炎，长沙市民尹先生进入自家车内感觉如入烤炉，便拿出自己购买的"降温神器"喷在车内。尹先生喷完五分钟后，随手拿出打火机点烟，不料瞬间车内"砰"的一声燃起明火。尹先生立即推开车门，下车大声呼救，火势很快得以控制，但尹先生的颜面部和双上肢已经烧伤并迅速出现红肿、水疱。尹先生疼痛难忍，在朋友的陪同下立即赶往医院就诊，医生诊断其烧伤体表面积达 15%……

一、什么是热力烧伤？

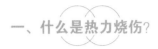

烧伤（Thermal burn）：烧伤是指由于热力如火焰、热液（水、油、汤）、热金属（液态和固态）、蒸汽和高温气体等所致的人体组织或器官的损伤。临床上习惯所称的"烫伤"系指由于热液、蒸汽等所引起的组织损伤，属于热力烧伤的范畴。

一般认为，造成人体正常皮肤烧伤的温度阈值为45℃。例如，皮肤表面温度保持于44℃，约需6小时才能引起表皮细胞的不可逆性变化，但如果温度升高至70℃或70℃以上时，1秒内就可引起贯穿表皮的坏死。需要注意的是，表面热源去除后数分钟内，残留热仍能继续损伤皮肤和皮下组织。

除了被常见的水、油、汤烫伤或者火焰烧伤，每年高温天气，发生烫伤的病例并不少见。

（一）马路烫伤

气温达到35℃，沥青和水泥路面的地表温度就可达50℃～60℃，同时人们着装清凉，裸露在外的皮肤较多，如果不幸摔倒，接触地面两三分钟就会被烫伤！所以，提醒大家高温天发生意外事故时，一定要尽快远离高温环境，转移到阴凉处，避免出现烫伤和中暑！

（二）电动车车座烫伤

气温高、光照强，深色的物体在阳光下吸热明显。共享单车或者电动车基本都停在地铁站、公交站以及路边的露天停车区域内。这种情况下，车座经过暴晒，温度可达到 60℃以上，许多穿着短裤短裙的朋友一接触到座椅就立马烫得跳起来，或者是当时觉得还好，到了第二天却发现臀部、会阴部红肿起水疱……

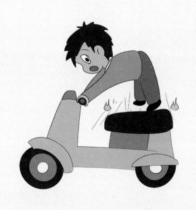

（三）其他

有实验测得夏日晴天中午 12 点时室外物体表面温度：石凳的温度达40℃，垃圾桶、空调外挂机温度达 50℃以上，金属健身器材和塑料滑梯温度高达 60℃以上。更让人防不胜防的是夜晚广场上亮着的地灯，经过白天的暴晒，加上晚上灯照，温度竟然可高达 116℃！

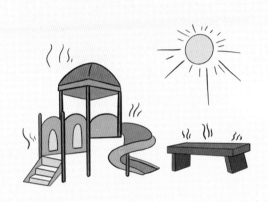

二、烧烫伤伤情如何简单评估呢？

烧伤的分度一般采用三度四分法，即分为一度、浅二度、深二度以及三度。

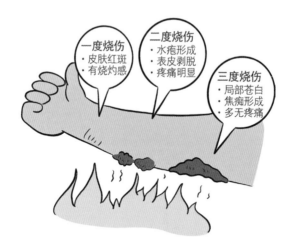

烧伤的分度

（一）一度烧伤

表现为红斑、干燥和烧灼感，无水疱，3 ~ 7 天后脱屑痊愈，一般不遗留瘢痕。

（二）浅二度烧伤

表现为局部红肿明显，疼痛明显，由大小不一的水疱形成。表皮脱落可见创面红润、潮湿。如无继发感染，一般 1 ~ 2 周后愈合，通常不遗留瘢痕，多数有色素沉着。

（三）深二度烧伤

表现为局部肿胀，微痛，表皮较白或棕黄，间或有小水疱，将坏死表皮去除后，创面微湿、微红或白中透红、红白相间，如无感染，创面可于

3～4周后愈合。

（四）三度烧伤

为皮肤全层毁损的烧伤，多表现为局部苍白、无水疱，感觉丧失，发凉，或质韧似皮革。小面积三度烧伤可能会自行愈合，面积较大的三度烧伤需植皮才能愈合。

三、烧烫伤发生后如何急救处理？

烫伤后热力不断往下渗透，持续时间越久，损伤的深度越深，遗留瘢痕的可能性就越大。牢记烫伤急救五字诀："冲、脱、泡、盖、送"，能最大限度减轻烫伤危害！

第一步：冲 ————————————————————

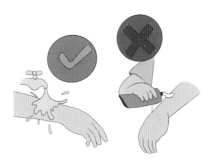

烫伤后，应立即将伤口用流动冷水冲洗至少30分钟。切记千万不要
轻信偏方，涂抹牙膏、酱油、紫药水、青草膏等，不但容易引起感染，还
妨碍医生后续治疗。同时注意使用接近室温的冷水冲洗，不能使用冰水，
更不能用冰块直接冰敷，否则会加重组织损伤，影响愈合。水流应适宜，
不能太急以致冲破水疱。若颜面部被烫伤不方便水冲，可采用浸湿的毛巾
冷敷。

第二步：脱 ——————————————————————————————

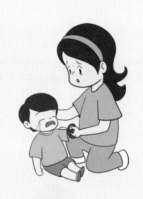

保证冷水冲足够时间，当疼痛减轻，此时可尝试轻轻脱掉烫伤处的衣
物，或用剪刀小心剪开。需注意，脱衣物时动作一定要轻柔，切勿撕拉。
如果衣物与皮肤发生粘连，应保留粘连部分，只去除周围衣物，强行剥脱
很容易弄破水疱，甚至撕掉一块皮肉，加重伤势。

第三步：泡

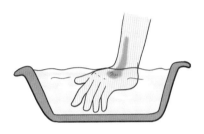

　　严格完成前两步后，若烫伤面积较小，可以将伤处置于冷水中浸泡10～30分钟，以便缓解疼痛，进一步散发热力。需注意水不可过凉，若出现颤抖，应立即停止浸泡；如果烫伤面积较大，长时间浸泡很容易导致体温过低，引发感冒或其他不良状况。

第四步：盖

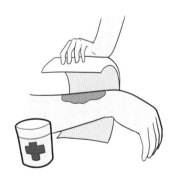

用干净纱布或棉布轻轻覆盖烫伤部位并固定，保持伤口洁净，减少感染。需注意不要用表面为毛絮状的物品，避免粘连在伤口上。

第五步：送 ————————————————————————

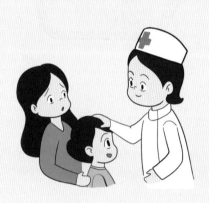

完成以上处理后，如果伤情较为严重，应及时送至医院进行专科诊治。

四、常见疑惑解答

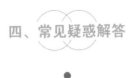

（一）水疱要不要挑破？

烫伤引起的水疱是否需要挑破，需要根据水疱的大小和位置进行综合判断。

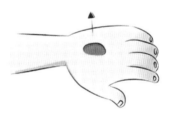

若烫伤后出现的水疱较小，且部位不易被接触、刺激时可以不挑破，等待其自然吸收。可冷水冲洗后，在医生指导下消毒，并涂抹治疗烫伤的药物。

若水疱较大（直径 >2 cm），或位于关节等活动频繁、易于摩擦的部位，则建议冷水冲洗后就医，由医生在专业操作下抽取水疱中的液体，最好不要自行挑破水疱，以免操作不正确对局部造成二次损伤或引发感染。

（二）疱皮或痂皮要不要去除？

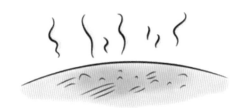

伤后前3天可以保留水疱皮，以暂时保护创面。伤后3天左右，水疱皮或痂皮与创面基底已分离，将其留在创面可能影响药物的渗透吸收，可完全去除。

但若疱皮或痂皮与创面基底粘连过紧，不可强揭，若强行过早揭开将影响伤口愈合，加重瘢痕。

（三）伤口要不要包起来？

伤口用纱布包扎后一方面可以隔绝空气，避免污染，另一方面可以保持创面适当湿润，有利于创面愈合。

肢体烧烫伤创面往往采用包扎疗法。对于颜面部、会阴部、颈部等不便包扎的特殊部位，多采用半暴露或暴露疗法。

（四）伤口碰水了怎么办？

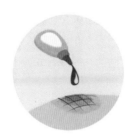

伤口碰水了不要紧张，及时处理不会造成感染，碰水后及时擦干，或外涂碘伏、过氧化氢、生理盐水后就可以有效防止感染。

（五）烫伤后如何防治瘢痕？

积极处理伤口，避免感染，争取尽早愈合是关键。一般愈合后1周左右开始防疤治疗，浅度烫伤以减轻色素为主，深度烫伤以防治瘢痕增生为主。伤后3个月内注意防晒，避免日光直射。

第二节 危险的"魔法"——化学烧伤

由家庭日化用品引发的此类事故层出不穷，很多家庭都备有管道疏通剂、84 消毒液、洁厕灵等各类日化用品，但如果使用不当，很有可能导致化学烧伤。

案例引入

男子通厕所时被烧伤！家里这些东西，千万不要乱用……

马先生家中马桶堵了，便自行购买了"省时又省力"的管道疏通剂。没想到，刚刚将其倒入马桶，便被涌上的不明热液喷溅到颜面部及四肢。马先生当即觉得右眼灼痛难忍，止不住地流眼泪。简单冲洗了身体之后，马先生在家人的陪同下急忙来到医院就诊。医生检查发现，马先生右眼结膜充血水肿，四肢多处皮肤烧伤。

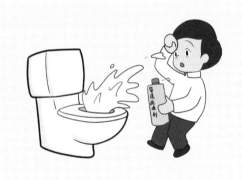

弱酸并不弱，穿透皮肤还"化骨"！

张先生是一名玻璃厂工人，在制作雕花玻璃时右手不慎直接接触到高浓度氢氟酸，当时只是微微发红没有明显疼痛，张先生并未引起重视，简单冲洗后就继续工作。临近下班，距受伤仅仅过去几小时，张先生的右手越来越痛，逐渐难以忍受，右手四指皮肤肿胀明显，指甲也变软发黑，剧痛无比！

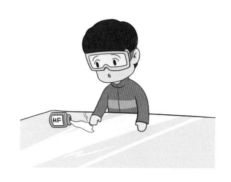

一、什么是化学烧伤？

化学烧伤（Chemical burn）：化学烧伤是指由于皮肤黏膜等组织接触到化学物质，引起其变性坏死的病理损害。化学烧伤甚至可引起全身中毒症状，其损害程度与化学品的性质、剂量、浓度、接触时间、接触面积和当时的急救措施等密切相关。

（一）引起化学烧伤的常见化学物质

1.酸性物质：硫酸、硝酸、盐酸、氢氟酸等无机酸类引起的化学烧伤临床上最常见，其中氢氟酸烧伤多需急诊处理。

2.碱性物质：氢氧化钠、氢氧化钾烧伤为典型的碱烧伤，其次氢氧化铵（氨水）、氧化钙（生石灰）也可引起烧伤。

3.部分金属、类金属化学物质：如黄磷、三氯化磷、三氯化铝也可引起化学烧伤，磷烧伤还可引起心、肝、肺、肾等重要脏器损伤。

4.某些含氧有机化合物：如苯酚、甲酚、甲醛、乙醛、丙醛等也可引起化学烧伤。

5.其他的化学物质：如芥子气，多在战时引起烧伤，或战后成为残留化学武器引起烧伤。

（二）家庭中常见可引发化学烧伤的日化品

1.管道疏通剂、强力清洁剂 ————————————————

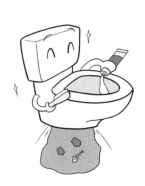

管道疏通剂绝大部分含有强碱类物质，如氢氧化钠，这类物质遇水剧烈反应，短时间内能产生高热，甚至使液体沸腾，导致管道内压力骤升，很容易造成液体飞溅，灼伤皮肤。

强力清洁剂也正是因其含有强碱类物质才能很好地去除油污，当其直接接触皮肤后会皂化脂肪组织，引起细胞脱水死亡，并迅速持续向深处蔓延，其造成的伤害比酸烧伤更严重。

2. 洁厕剂

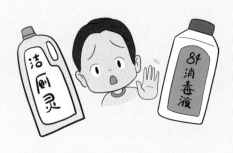

洁厕剂主要应用的酸为无机酸，如盐酸、磷酸等，直接接触皮肤会引起皮肤蛋白质的变性坏死，若不慎内服，则会引起整个消化道灼伤。

3. 84 消毒液

84 消毒液是一种以次氯酸钠为主要成分的碱性消毒剂，浓度过高会对皮肤产生很强的刺激性与腐蚀性。

切记洁厕灵不能与 84 消毒液混用！洁厕灵是酸性洗涤剂，主要成分是盐酸，与 84 消毒液结合可产生氯气，氯气为有毒气体，高浓度吸入可直接致死。

4. 酚类消毒液

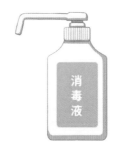

以滴露、威露士等消毒液为代表，此类消毒液的主要有效成分是对氯间二甲苯酚，高浓度的酚类消毒液直接接触皮肤会引起接触性皮炎或烧伤。

5. 石灰、水泥等

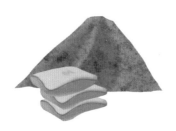

在家庭施工中，很多人为了方便，不穿鞋袜、不戴手套搅拌和使用石灰、水泥等。生石灰本身虽不是强碱性物质，但遇水后会立即发生反应，生成强碱性的氢氧化钙，并释放大量热量，导致皮肤灼伤。

由于水泥熟料中含硅酸钙、硅酸二钙、铁铝酸四钙、铝酸三钙等成分，它们与人体表接触后产生水化反应，形成一层不易散热的胶体膜层，以致局部严重损伤。

二、如何正确处理化学烧伤？

（一）局部处理

1. 皮肤损伤处理

发生化学烧伤后，应迅速脱除污染的衣物，清除皮肤化学残留物。

（1）强酸损伤：先用大量清水冲洗10～30分钟，再用1%浓度的氨水、肥皂水或石灰水等冲洗10～20分钟，中和留在皮肤上的氢离子。随后用生理盐水或清水冲洗创面，直到冲洗干净。

（2）强碱损伤：先用大量清水反复持续冲洗1小时以上，直至创面无滑腻感，然后用食醋或2%醋酸冲洗、中和、湿敷皮肤损伤处。

（3）生石灰烧伤：应该先迅速清除石灰颗粒，用大量流动洁净的冷水冲洗，至少10分钟以上，严禁浸泡！

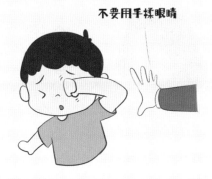

2. 眼部损伤处理

应立即用清水持续冲洗眼部10分钟，再用生理盐水冲洗10分钟，边冲洗边眨眼，冲洗时受影响的眼睛应低于未受影响的眼睛，冲洗后及时到医院进行相关处理。

生石灰烧伤禁用生理盐水冲洗，以免产生更强的氢氧化钠。强碱所致的眼损伤，勿用酸性液体冲眼，以免产热造成眼睛热力烧伤。切忌用毛巾捂住受伤眼睛或揉擦眼睛。

（二）吸入性损伤处理

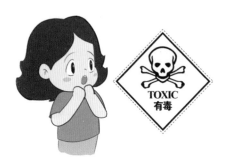

若吸入有毒气体，应保持呼吸道通畅，及时通风，并立刻前往医院对症治疗。

（三）口服强酸、强碱的损伤处理

一般情况下禁止催吐和洗胃，以免发生消化道穿孔或使返流的胃液再度腐蚀食管黏膜。

1. 口服强酸者

可先口服蛋清、牛奶或豆浆，每次 200 ml，以保护消化道黏膜。禁服碳酸氢钠、碳酸钠等碳酸盐类中和，以免产生大量二氧化碳致胃肠胀气、穿孔。

2. 口服强碱者

可立即口服食醋、柠檬水等进行中和，也可口服蛋清、牛奶或豆浆，每次 200 ml。

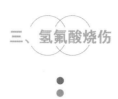

三、氢氟酸烧伤

氢氟酸（Hydrofluoric acid）：氢氟酸是氟化氢气体的水溶液，清澈，无色，有刺激性气味。氢氟酸是一种弱酸，具有极强的腐蚀性，能迅速腐蚀金属、玻璃和含硅的物体，甚至可腐蚀坚硬的骨骼。

氢氟酸被广泛运用于工业领域，虽被定义为弱酸，但其腐蚀性与危害性却一点都不逊色于硫酸、氢氧化钠等强酸强碱物质，可以称其为现实中的"化骨水"！

（一）为什么氢氟酸能对人体造成如此大的危害呢？

1. 氢氟酸具有强烈腐蚀性

硫酸、盐酸一类的酸性物质烧伤往往会在皮肤表面形成凝固性坏死，起到一定的屏障作用，但氢氟酸接触到皮肤，穿透力极强的氟离子不断地渗透到深层组织，溶解细胞膜，进行性造成局部皮肤、皮下组织乃至肌层液化坏死，甚至造成骨组织脱钙，引起深部组织迟发性剧烈疼痛。

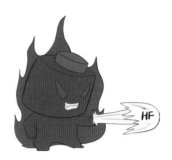

2. 继发的低钙血症和高氟血症

氟离子迅速与体内钙、镁离子反应，形成不溶性氟化钙，引起血钙浓度降低。即便烧伤面积不大（＜1%体表总面积），如果现场抢救不及时，也可能出现心脏骤停，危及生命！

3. 进行性加深加重

氢氟酸造成的组织坏死具有进行性加深加重的特点，其治疗特别强调早期及时处理，需要急诊彻底清创，清除腐皮等表面坏死组织，封闭创面。若伤在手指部位，应尽早拔除指甲，引流出残余的氢氟酸，切莫因害怕疼痛而延误病情。

4. 吸入性损伤

40%以上浓度氢氟酸可产生烟雾。皮肤氢氟酸灼伤患者，尤其是头面部灼伤患者应警惕是否合并吸入性损伤。吸入的氢氟酸气体可刺激、腐蚀呼吸道黏膜，使其充血、水肿、坏死，重者可出现喉痉挛、支气管痉挛，引发急性肺水肿，最终导致呼吸衰竭而死亡。

（二）氢氟酸烧伤临床表现有哪些？

最具有临床特征的表现是灼伤部位疼痛，其损伤呈进行性，如不及时治疗，伤情将不断加重。

1. 疼痛

具有迟发性、顽固性、剧烈性特点。疼痛出现的时间与接触的氢氟酸浓度有关。接触 30% 以上浓度的氢氟酸，疼痛和皮损常立即发生；接触低浓度的氢氟酸时，可在数小时后开始出现疼痛及皮肤灼伤。浓度越低，疼痛潜伏时间越长。故许多患者难以在第一时间重视伤情，当感觉到疼痛后已然错过最佳的治疗时间。

2. 进行性加重

灼伤部位皮肤最初表现为红斑、局部肿胀，疼痛不显，逐渐变为淡青或灰白色水疱，疱液暗红混浊，而后表面变黑且质硬，此时多已伤及皮下组织甚至骨骼。眼睛接触高浓度氢氟酸会迅速形成白色假膜样混浊，处理不及时可引起角膜穿孔。

（三）氢氟酸烧伤如何早期处理？

1. 皮肤及眼睛烧伤

受伤后需立即用大量流动清水持续冲洗大于 30 分钟，如有条件，在冲洗后尽早将葡萄糖酸钙或六氟灵涂于创面。

2. 消化道烧伤

不应催吐，可口服牛奶、钙剂等。

3. 吸入性损伤

远离污染源，保持呼吸道畅通，尽早吸氧。

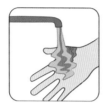 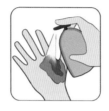 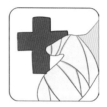

最重要的是紧急就医，告知医生为氢氟酸烧伤，进行专科诊治！

第三节　电流的"怒火"——电烧伤

　　随着经济和科技的发展，各种电器在家庭中的使用已经非常普遍。儿童极易因为好奇心强到处摸来摸去，从而引发触电事故；或者因为家长防护措施不到位，致使儿童不慎触电，一时疏忽而终生悔恨……

案例引入

钥匙接插座，差点上天堂

5岁的浩浩平时很顽皮，有一天他突发奇想，把钥匙插进了墙上的插座里……电流一瞬间将浩浩击倒在地并让他失去了意识。浩浩妈妈吓得赶紧掐他的人中，并拨打急救电话将他送入了医院。经过抢救，浩浩虽清醒过来，但浩浩的右手、肘及右下肢多处被电烧伤严重，将面临残疾的可能……

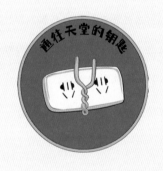

停电后推电闸，右手被烧焦

李师傅家中停电了，打开电箱发现原来是跳闸了。李师傅想将电闸往上推，突然电闸发出一阵亮光，一瞬间李师傅的右手手套着火，整个手掌剧痛无比，皮肤被烧得焦黄。他在家人的陪同下紧急赶往医院就诊，经医生诊断为右手三度烧伤……

一、什么是电烧伤？

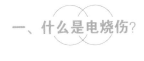

　　电烧伤（Electric burn）：电烧伤是一种特殊又常见的严重损伤。人体为电流的良好导体，电流通过人体可以造成全身电击伤和局部电烧伤，伤残率和死亡率较一般烧伤高。目前电烧伤的概念尚不统一，一般把电烧伤分为电击伤（电接触烧伤、电损伤）、电弧（电火花）烧伤和闪电烧伤（雷击）。

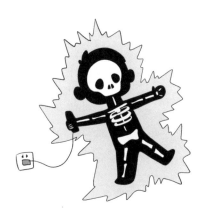

电弧烧伤：电弧烧伤是高温电弧导致的体表烧伤，电弧温度极高（可高达 4000℃），能点燃受害者衣物。发生电弧烧伤时并没有直接触电，但因高压电击穿空气可以导致电流进入身体，发生累及深部组织、脏器的电击伤。因此电弧烧伤可单独发生，也可与电击伤同时发生。

二、电烧伤有何特点？

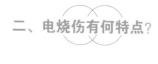

（一）全身性损害

轻者出现恶心、心悸、头晕或短暂的意识障碍；严重者为电休克。如果电流通过心脏或脑，可造成心跳和呼吸停止。

（二）局部损害

1. 电流通过人体有"入口"和"出口"：入口处较出口处重。入口处常炭化，形成裂口或洞穴，烧伤常深达肌肉、肌腱、骨面。

2. 损伤范围常外小内大：外观皮肤损伤范围小，但皮下组织、肌肉损伤范围大，常呈"夹心样"坏死，肌肉坏死在不同的范围和平面；上肢烧伤尺桡骨周围肌肉坏死常呈"套袖样"。

3. 肢体肿胀明显：局部渗出较一般烧伤重（大量肌肉组织受损出现整个肢体高度肿胀），为防止继发筋膜间隙综合征常需切开减张；由于邻近血管的损害，经常出现进行性坏死，伤后坏死范围可扩大数倍。

4.创面多沿屈侧并呈跳跃式，常位于肘、腋或膝、股等关节处。

电烧伤其损伤范围主要由电流强度和通电时间决定，其次是触电部位的电阻大小。一般来说，电压越高、通电时间越长，电阻越大，损伤越严重；如果电压相同，交流电要比直流电的危害大。人体不同部位的皮肤电阻也不一样，越厚的皮肤，电阻越大，局部烧伤越深；越薄的皮肤，电阻越小，烧伤越浅。

三、电烧伤如何现场急救？

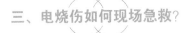

（一）脱离电源

低电压触电时，如电源开关在现场附近要立即拉下开关，拔掉电源插头。如电源开关或插座较远可立即用绝缘的电工钳、木柄斧头等利器切断电源，或用绝缘物如干燥竹竿、木棒、橡胶制品等挑开电源。触及高压电时，伤者常被强大的电场排斥而脱离电源。

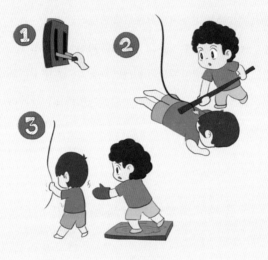

脱离电源

（二）心肺复苏

人体触及低电压易直接抑制延髓呼吸中枢导致呼吸、心脏骤停。触及高压电可导致呼吸肌痉挛性收缩而引起呼吸停顿，脱离电源后常可自然恢复或进行简单人工呼吸后恢复。对呼吸、心脏骤停的患者，立即进行现场人工呼吸和胸外心脏按压是挽救生命的重要措施。

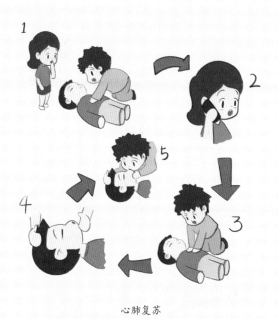

心肺复苏

四、注意事项

（一）救人前首先要确保自身安全

不要盲目救人，否则不仅无法挽救他人生命，反而会加重伤者的伤势，甚至危及自己的生命。不要冲动直接触碰触电者！应当首先关闭电源或使用绝缘物体让导电体和触电者分开。

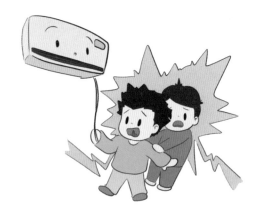

（二）呼叫医务人员，不轻言放弃

触电后 10 ~ 15 分钟是黄金抢救时间，在此期间，触电者可能会出现"假死"症状。在呼叫医务人员的同时，不可轻言放弃，一定要尽全力抢救伤者。

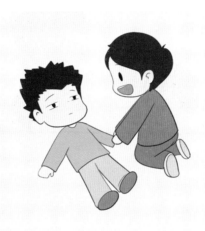

（三）预防为先，安全为重

生活生产中避免不安全的用电方式，不要多电源串连使用，及时更换变形或破损的电器及线缆；定期检查用电设备安全性，如熔断器、保险丝、漏电保护器的状态；用电出现异常情况，应尽快求助于专业人员。

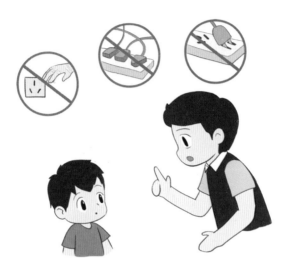

第四节 无形之伤，无休之痛——放射性损伤

放射治疗作为治疗癌症的一种方式，其可引发皮肤放射性损伤。随着癌症发病率的逐年升高，放射性损伤也屡见不鲜。

案例引入

放射治疗是把双刃剑

许女士自2年前确诊乳腺癌后生活就变得忧心忡忡。为了保持女性的体态、乳房形态的美观，许女士选择了保乳治疗。一次又一次的放射治疗虽然极大程度上杀死了肿瘤细胞，抑制了肿块生长，但是她的乳房皮肤却变得脆弱不堪，表面红肿疼痛明显，部分皮肤出现了水疱、破溃，一碰就流血，就像被烫伤了一样。生病后许女士辞了工作，亲人朋友也不愿意见，整天躺在家里闷闷不乐。

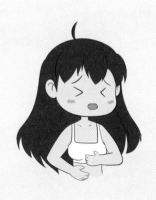

于是，家人带着许女士来到了医院。经过半个多月创面换药等综合治疗，许女士创面情况已经大大好转，疼痛感明显减轻，她脸上的笑容也越来越多，正考虑重新回归工作岗位，恢复正常的生活……

一、什么是放射性损伤？

放射性损伤（Radiation injury）：放射性损伤是指由放射线照射时间过长或照射剂量过大引起的皮肤损伤。其最基本的机制是皮肤接触电离辐射后造成深部组织细胞发生渐进性退变和坏死，迁延时间越长，纤维化越广泛，同时可伴随微小血管损害。这类病变呈进行性、不可逆性发展，一旦形成溃疡，则很难自行愈合。

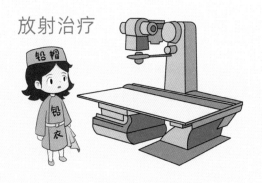

引起放射性损伤的原因有以下几种：①最多见的原因是对恶性肿瘤进行放射性治疗，在治疗结束或治疗过程中，被照射的部位会出现皮肤红肿，甚至破溃。②医疗意外。由于意外情况近距离接触放射源造成放射性皮肤损伤；也有的是在 X 线下取异物，手术操作时间过长，造成急性放射性皮肤损伤。③职业暴露。从事放射性工作的人员忽视防护，未按常规操作，也有的是防护设备缺陷，造成工作人员辐射损伤。④核事故。如切尔诺贝利核电站爆炸后引发放射性物质外泄。⑤核爆炸粉尘污染皮肤，这种情况少见。如美军在长崎、广岛投掷原子弹造成居民皮肤污染。

二、放射性损伤有哪些临床表现呢？

因照射剂量及照射时间、部位等不同，放射性损伤的临床表现也不一样。短期内反复或一次大剂量照射可出现急性放射性损伤。如果几周或数月内多次小剂量照射，多为慢性放射性损伤。按受损程度分为四度：

（一）I 度——脱毛反应

主要伤及毛囊、皮脂腺及汗腺，主要特点是照射部位毛发松动，极易脱落，毛发脱落常常发生在照射后两周。

（二）Ⅱ度——出现红斑

照射部位出现红斑，可伴有局部疼痛、烧灼感等症状。

（三）Ⅲ度——出现水疱

早期反应也可出现红斑，数天后可有水疱出现。由小水疱融合成大水疱，皮肤感受性降低。愈合后创面部分遗留瘢痕，新生皮肤也可再次破溃，反复难愈。

（四）Ⅳ度——溃疡形成

照射部位水疱破溃，组织坏死，形成溃疡。溃疡的形状多为边界清楚的圆形，创面周围坚硬似皮革状，局部水肿，窦腔不齐，外观污秽，往往很少或无肉芽生长，渗液较多。放射性溃疡多难以自愈，若合并感染可使溃疡扩大加深，深达骨骼，伤及大血管等。

三、放射性损伤后该怎么办？

放射性损伤主要病理变化是损伤微小血管内皮细胞和微循环障碍，单纯应用抗生素效果不佳。放射性皮肤损伤的治疗应注重创面处理，其一般处理原则为：

1. 对急性放射性皮肤损伤，伤后要尽快脱离放射源，清洗放射性污染。

2.保护创面，防止物理等刺激。

3.根据不同损伤程度对创面使用外用药，或手术治疗。

4.对有全身放射性损伤及慢性消耗的病人予以全身支持治疗。

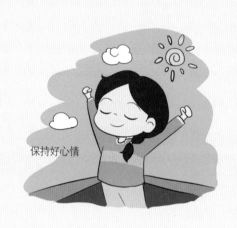

保持好心情

　　要减少放射性损伤的出现，最重要的还是要以预防为主，采取良好的健康生活习惯，定期体检，防患于未然，减少恶性肿瘤的罹患率。如果不幸得了癌症必须要采取放射治疗，应保持乐观心态，积极配合原发病治疗，尽早寻求专科帮助，科学处置皮肤溃疡，重建回归正常生活的信心。

第五节 火灾中的"呼吸痛"——吸入性损伤

危险来临，大部分人都会惊慌失措、大声呼救，但是密闭空间发生火灾时，可一定要尽量保持冷静，采取正确应对方法，才能将伤害降到最低。如果盲目大喊大叫，只会造成更严重的后果，吸入性损伤就是常见的一种。

案例引入

烧伤面积小，不代表损伤轻

国庆佳节至，本是举国同庆的日子，14 岁的小陈独自在家熟睡时被客厅传来的浓烟呛醒，吓得惊慌失措，大声呼救。救护车将其紧急送至医院，入院时小陈全身覆盖大量黑灰，双眼睑发红，泪流不止，并伴随一阵阵刺激性咳嗽，声音也变得嘶哑……值班医生仔细询问病史及查体后，诊断其为 8% 体表面积烧伤、吸入性损伤。

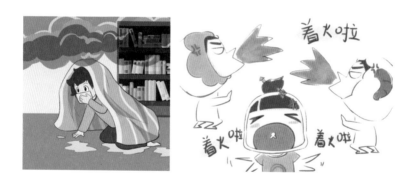

患者虽然全身烧伤面积并不大，但合并严重呼吸道烧伤，应立即行气管切开术！除火焰导致皮肤烧伤以外，灼热的空气、烟雾进入呼吸道，引发肺部水肿，甚至可导致患者死亡。

一、什么是吸入性损伤?

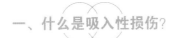

　　吸入性损伤（Inhalation injury）：吸入性损伤是指由于吸入大量烟雾、有害气体、高热空气或蒸汽等所致的呼吸道甚至肺实质的损伤，吸入性损伤常发生于头面部火焰烧伤或处于密闭环境时。它不仅有热的作用，更重要的是常伴有局部化学性刺激（如引起化学性气管、支气管炎）和有害物质的吸收（如一氧化碳中毒）。据统计，烧伤患者中发生吸入性损伤的平均概率是 7.7%，烧伤面积越大，吸入性损伤发生率越高。烧伤面积为 80% ~ 89% 的患者中，吸入性损伤的发生率可达到 14%。

　　吸入性损伤轻则可使伤者嗓子难受，重则使伤者在伤后的几小时到一周内出现肺水肿、呼吸困难、气道梗阻、缺氧等，最终导致死亡。吸入性损伤可分为三度：

　　（1）轻度吸入性损伤　声门以上部位，包括鼻、咽和声门的损伤。

　　（2）中度吸入性损伤　气管隆突以上部位，包括咽喉和气管的损伤。

　　（3）重度吸入性损伤　支气管以下的部位，包括支气管及肺实质的损伤。

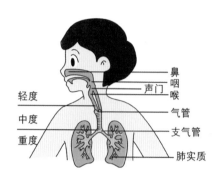

吸入性损伤分度

二、为什么会发生吸入性损伤呢？

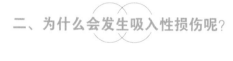

（一）慌乱逃生过程中呼吸急促、大声呼救

在遭遇突然袭来的爆炸、火灾时，出于本能反应，许多人都会惊慌乱跑，呼叫求生。然而，由于火灾现场有大量未燃尽的烟雾、炭粒和有刺激性的化学物质，如果盲目、不断大声呼救，反而会使更多的有害物质进入呼吸道，导致"吸入性损伤"。

（二）密闭环境

现代人居住活动的环境，往往是密闭的空间，如高层建筑、宾馆、剧院、夜总会等。工作环境的空间也往往十分有限：车间、坑道、车厢、机舱、船舱，等等。这些环境一旦发生爆炸、燃烧事件，有限的空间内会立即产生高浓度、高温度热焰，且人群无法迅速逃散。加之密闭空间内，燃烧不完全，容易产生一氧化碳及其他有毒气体，使患者中毒昏迷，甚至窒息死亡。

（三）燃烧物质广泛存在

目前，许多化学制品，如塑料、化学纤维、人造革、油漆等，广泛应用于日常生活中，如建筑材料、室内装潢、家具、服饰等。这些化学制品不仅易于燃烧，而且其燃烧会产生多种有毒气体，增加吸入性损伤的风险。

三、当火灾发生时，该怎么避免吸入性损伤呢？

（一）保持镇静

人要保持冷静，不要盲目出逃，先分辨火源方位及有毒烟雾流动方向，再避开烟雾浓度高的区域，向火源的上风方向转移。

（二）避免喊叫

为防止吸入性损伤，遭遇火灾切勿盲目喊叫，一定要避免烟雾进入口腔。

（三）与烟雾隔离

如果在室内，立即关闭与有毒烟雾区域相连的门窗，并用湿软布将缝隙填实，与有毒烟雾隔离。

（四）尽量获取更多氧气

打开与外界非烟雾区相通的通道，使室内保持足够的氧气。

（五）佩戴防毒面具

有条件者首选此措施。如未准备防毒面具，可用湿毛巾或其他棉织物打湿后捂住口鼻，其除烟率可达 60% ~ 100%，并可滤去 10% ~ 40% 一氧化碳。由于烟气大多会浮于上层，在逃生时应尽量伏低身子，把毛巾浸湿、叠起，捂住口鼻，减少呼吸频率，尽量减少有害物质吸入；穿越烟雾区时，即使感到呼吸困难，也不能将毛巾拿开。

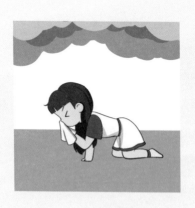

三、如果发生吸入性损伤该怎么办？

紧急送医，不可耽误！

第六节 恐怖的"组合拳"——热压伤

<

锻炼身体的跑步机、各大商场的电动扶梯、工厂生产的流水线……一不小心就会变成"吃人的机器"，热压伤虽受伤面积较小，但造成的损伤却不小！

案例引入

这种伤，看着没问题，可不能忽视！

5岁的瑶瑶在家中玩耍时不慎将右手伸入家中跑步机的履带内，取出后发现右手背皮肤破了一点，伴有红肿、渗出。家长看伤口不大，就自己给瑶瑶涂了药。但是3天过去了，瑶瑶的右手红肿逐渐加重，父母带着她来到医院就诊，诊断为热压伤。值班医生接诊后发现，瑶瑶的右手手背的伤口周围明显红肿，伤口上有灰白色坏死痂皮。值班医生告诉瑶瑶妈妈，孩子的创面虽小，但不能大意，必要的时候可能需要手术治疗。

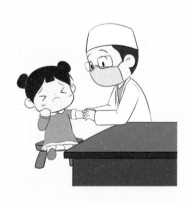

一、什么是热压伤？

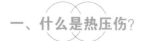

热压伤（Hot crush injury）：热压伤是一种复合伤，它不同于单纯烧伤，除了皮肤烧伤外，还有挤压作用，既有热力伤还有挤压伤，常伴有肌腱、神经、血管、骨和关节损伤。

热压伤多发于手部，虽然受伤面积大都较小，但因其热力与机械力的双重作用，局部损伤重，多伴有骨、关节损伤；创面干枯，损伤界限清楚，可伴挤压部位的血管内皮受损，出现进行性血循环障碍，致使局部肿胀明显、疼痛剧烈，可发生进行性血管栓塞和组织坏死，截肢（指）率较高，其预后较单一损伤差。

二、发生热压伤该怎么办？

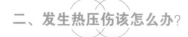

发生热压伤时，应迅速离开机器，简单包扎以减少创面污染，尽快入院进行相关检查，彻底清创，处理受损的骨、关节和皮肤创面，最大限度地恢复肢体功能。

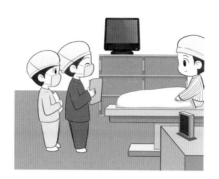

　　热压伤对肌体最大损害是功能障碍，因此热压伤的主要治疗目的是恢复功能，而功能恢复的好坏与常伤情相关。

　　热压伤的治疗根据情况包括：早期的切开减张；术中的清创、骨折固定、游离植皮或皮瓣移植覆盖创面；应用有效抗生素；术后包扎固定伤肢于功能位，及时活动，防止肌腱粘连或关节僵硬。

　　生活生产中，要时常进行安全教育，警钟长鸣，避免意外的发生。如不慎发生热压伤，一定要及时就医，以免延误治疗，加重伤情。

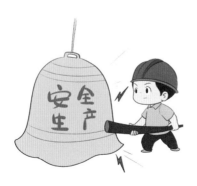

第七节 太阳的"红唇印"——日晒伤

盛夏气温不断创新高,"烧烤模式"持续,但烈日再大也阻挡不了市民朋友出游放松的热情。夏日游玩虽快乐,小心日晒伤找上门!

案例引入

秋老虎有多厉害？晒成二度烧伤

趁着放暑假，市民唐先生带着妻子和两个孩子外出游玩，妻子和孩子都采取了一定的防晒措施，比如撑阳伞、涂抹防晒霜、戴帽子等，而唐先生碍于"大男子主义和好面子"毫不在意太阳炙烤。傍晚回家，孩子们玩得很尽兴，唐先生却遭殃了。只见唐先生双上肢、面颈部、前胸后背等暴露在外的部位明显红肿，并感到一阵阵灼痛，第二天发现起了多个大小不等的水疱。唐先生自行用芦荟胶、炉甘石、烫伤膏等涂在晒伤部位，但仍未见明显好转。他皮肤灼热难忍，伴头疼不适，于是来到医院专科门诊就诊，医生诊断为大面积日晒伤，皮损相当于二度烧伤，建议其住院系统治疗。

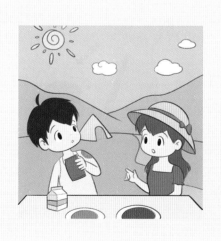

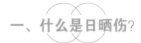

一、什么是日晒伤?

日晒伤（Sunburn）：日晒伤即日光性皮炎、晒斑，是皮肤接受强烈光线照射引起的一种急性损伤性皮肤反应。太阳光中紫外线B段（ultraviolet B, UVB；波长280～320nm）和紫外线A段（ultraviolet A, UVA；波长320～400nm）均可引起日光性皮炎，以紫外线B段为主。

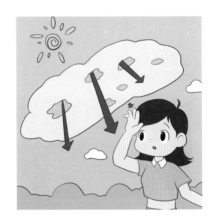

二、日晒伤有哪些表现？

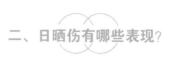

　　在日晒后数小时内，直接暴露于光照下的皮肤会出现红斑，红斑数量可能会随时间增多，3～5天后逐渐消退，此过程中可能会出现脱皮、肤色加深等情况；而没有直接暴露于光照下的皮肤通常不会出现日晒伤。日晒伤严重的患者还会出现皮肤肿胀、水疱等情况，皮损广泛发生时可有伴有头疼、恶心、呕吐、寒战和发热等全身症状。

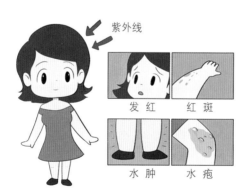

晒伤后表现

三、如何避免日晒伤?

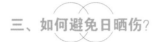

日晒伤的发生主要有两个因素:紫外线照射剂量(主要包括光线强弱、照射时间等);个体皮肤对紫外线的敏感度(与肤色、体质等相关)。所以,要有效避免日晒伤,应注意以下几点:

1.尽量避免在紫外线最强的时间段(上午10点至下午2点)进行长时间室外工作或者体育锻炼。

2.如果必须出门,应根据不同场合需求和个人具体肤质做好防晒措施,可采取物理防晒,如戴帽子、撑太阳伞、穿防晒服等;或采取化学防晒,如涂抹物理防晒霜或化学防晒霜。

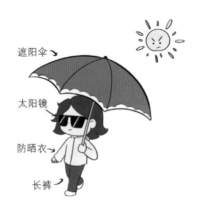

3.口服药物时，应仔细阅读说明书，如果服用了光敏性的药物或食物，一定要避免太阳暴晒，即便是轻微日晒，也有可能引发相关皮肤症状。

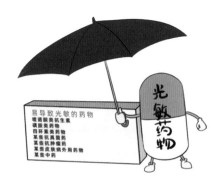

常见的光敏性食物

蔬菜类：香菜、芹菜、茴香、韭菜、马齿苋、马兰头、莴苣、萝卜叶、菠菜、油菜、荠菜、苋菜等

水果类：柠檬、无花果、柑橘、芒果、菠萝等

海鲜类：螺类、蟹类、蚌类

易导致光敏的药物
喹诺酮类抗生素
磺胺类药物
四环素类药物
某些抗真菌药
某些抗肿瘤药
某些皮肤病外用药物
某些中药

光敏药物

4.光敏感度高的人群可通过逐步增加光接触量来防治本病,但最重要的措施还是要避免突然、长时间、大面积地日光暴晒。

四、晒伤之后怎么办?

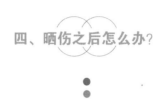

始终坚持预防为主的原则,若不幸晒伤,短时间内应避免再次日晒,以免造成感染或二次损伤。

轻度日晒伤,一般表现为皮肤出现红斑或肤色加深,晒伤发生后及时进行冷敷或湿敷,通常可在数日内自行消退;或使用烧伤膏、炉甘石洗剂等缓解疼痛和不适感。若皮肤局部出现少量小水疱,可等待其自然吸收消退;若水疱破裂,应用生理盐水冲洗消毒,配合纱布湿敷;也可以局部涂抹抗生素软膏(如莫匹罗星软膏)预防感染。

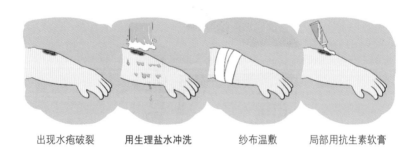

| 出现水疱破裂 | **用生理盐水冲洗** | 纱布温敷 | 局部用抗生素软膏 |

　　对于大面积严重日晒伤患者，甚至可能伴有全身症状，一定要及时到医院进行专科处理！

第三章

这些皮肤问题，请立刻处理

第一节 冰冷的"吻痕"——冻伤

<

说到寒冷,大家可能想到的是北风瑟瑟、冰天雪地。寒冷的天气中进行户外锻炼如果不注意防护,户外活动及锻炼等也能致病和致命!冻伤就是其中常见的一种。

案例引入

登山导致男子面部、双手严重冻伤！

云南哀牢山 4 名失联人员遇难的事件引发关注。相关专业人士表示，失温、冻伤或是导致意外发生的主要原因。汤先生前几天在山西五台山登山时，由于防护不够，全身 6% 的皮肤面积被冻伤，脸部和双手尤为严重，伤处肿胀麻木，创面出现大水疱，有些水疱已经破裂，渗液不止。

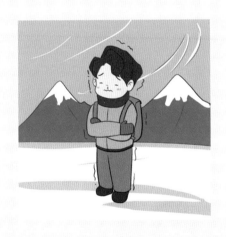

一、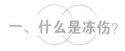什么是冻伤？

●
●

冻伤（Athletic cold injury）：冻伤即冷损伤，是指在极度寒冷的环境中，身体浅部的软组织凝冻，局部缺少血液供给而发生红斑，进而导致的坏疽性损伤。

冻伤的轻重程度与低温强度及作用时间、风速和空气湿度等因素密切相关。手足、耳鼻部及面颊部是冻伤最常发生的部位。慢性疾病、营养不良、年老、疲劳、神志不清、痴呆、饥饿、醉酒、休克和创伤等是冻伤的易患因素。

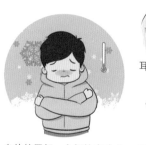

身体的局部、全部的皮肤或
组织处于极低的温度下

耳朵冻伤

鼻子冻伤

手指冻伤

脚趾冻伤

易发生冻伤部位

根据临床特点，可将冻伤分为非冻结性冻伤或冻结性冻伤。非冻结性损伤是指身体的局部或全部长时间处于0℃～10℃的低温潮湿环境下造成的冻伤，组织不发生冻结性病理改变，包括冻疮、浸泡足（手）、战壕足等。冻结性冻伤是指由于身处极低的气温环境，或长时间暴露于0℃以下低温环境中而引起组织发生的冻结性病理改变，包括冻僵和局部冻伤。

冻结性冻伤可根据症状严重程度分为三度：

Ⅰ度（红斑性冻疮）：损伤在表皮层。局部皮肤红斑、水肿，自觉发热、瘙痒或灼痛。

Ⅱ度（水疱性冻疮）：损伤达真皮层。皮肤红肿更加显著，有水疱或大疱形成，疱内液体色黄或成血性。疼痛较剧烈，对冷、热、针刺感觉不敏感。

Ⅲ度（坏死性冻疮）：损伤达全皮层，严重者可深及皮下组织、肌肉、骨骼，甚至出现机体坏疽。

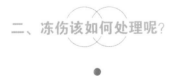

二、冻伤该如何处理呢？

如果发生低温冻伤，需要迅速脱离寒冷环境，抓紧时间尽早复温保暖，尽可能将冻伤人员送往专业医院进行治疗。

1. Ⅰ度冻伤：可让自己主动活动，并按摩受冻部位，促进血液循环。可用艾蒿、茄秆煮水熏洗、浸泡，再涂以冻疮膏即可。

2. Ⅱ度、Ⅲ度冻伤：应尽快脱离低温环境，保暖，促进肢体复温，不可用雪擦、火烤或温水浸泡，否则会加重冻伤。尽可能将冻伤人员送往专业医院进行治疗。

3. 当全身冻伤者出现脉搏、呼吸变慢，就要保证呼吸道畅通，紧急送往医院。

三、冻伤该如何预防呢？

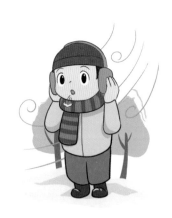

在寒冷环境中活动时一定要做好自我保护，穿着要暖和，不要把易受冻的部位暴露在外面，如手、脸、耳朵。要扎紧手套、衣服和裤子的袖口，防止风雪侵入衣服内；脸上可戴上专业护脸套，耳朵也要戴上耳罩，防止这些敏感部位被冻伤。

另外，不要站在风口处，不要在疲劳或饥饿的时候坐卧在雪地上。被冻伤的局部在初期可能没有明显刺痛感，因此要随时注意观察自己易被冻伤的部位，也可以叫同伴观察自己是否有冻伤体征。

平常应多参加体育锻炼，特别是冬季户外锻炼，提高机体的耐寒能力；增加蛋白质和脂肪摄入量，保证合理的营养供给。

第二节 野性的"印记"——动物损伤

草丛里突然窜出来的凶猛毒蛇，平时温顺的狗狗突然性情大变，亦或是不小心捅到了马蜂窝……被动物咬伤了该如何正确处理呢？

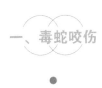

一、毒蛇咬伤

案例引入

17 岁男孩湘江边被毒蛇咬伤，夏天谨防蛇出没

2023 年 5 月 4 日晚上 8 点半，长沙天心区兴马洲渡口附近，17 岁的男孩小董从工厂走回宿舍，水泥路两侧，一边是农田，一边是茅草地，100 多米开外就是湘江。小董一个人走着，突然感觉自己的左脚背有点刺痛，低头一看，脚背上渗出了几滴血，一条不足 1 米长的小蛇从脚背上窜过，蛇头三角形，身子红白棕黑相间，颜色鲜艳。小董心里一慌，意识到自己可能是被毒蛇咬伤了，他赶紧用力挤压伤口，同时打电话叫来了同事。小董被同事迅速送到了附近的一家医院，第二天上午，小董开始出现视力模糊，右脚肿胀麻木，被转到了医院重症监护室。

医生检查后发现，小董左脚脚踝处可以看到蛇齿咬痕，肿胀明显，颜色呈紫黑色改变，一碰就痛。根据经验判断，小董应该是被毒性剧烈的五步蛇咬伤，需要紧急救治！

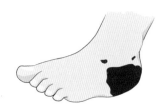

眼镜蛇跃起，宁乡易爷爷差点没命

夏季某日，易爷爷在田里劳作时，遭到眼镜蛇攻击，右脚被咬伤，由于当地医院没有蛇毒血清，易爷爷被紧急转诊到了上级省城医院。

接到患者求助电话后，医院紧急调入抗眼镜蛇毒血清，医生第一时间接诊，眼镜蛇咬伤了易爷爷的右踝关节，由于蛇毒毒性剧烈，创面及周围皮肤已经淤紫肿胀，疼痛难忍。由于蛇毒侵入厉害，易爷爷右腿被严重感染。

医生查看后立即进行紧急处理，予以清创、注射抗眼睛蛇毒血清、抗感染、抗破伤风、护胃、中药口服、清热解毒中药外敷等对症支持治疗，易爷爷终于转危为安，病情稳定下来。

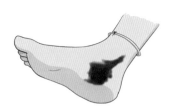

（一）我国常见毒蛇有哪些？

夏季闷热潮湿，是我国毒蛇活动的活跃期，在山上、树林里、田野中，甚至在水里，都能看到它们。我国常见的毒蛇有眼镜蛇、竹叶青、原矛头蝮（烙铁头）、尖吻蝮（五步蛇）、金环蛇、银环蛇等。

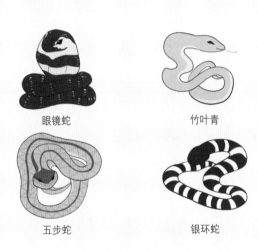

眼镜蛇　　　　　　　　　竹叶青

五步蛇　　　　　　　　　银环蛇

我国常见毒蛇

（二）蛇毒有哪些种类呢？

蛇毒含有毒性蛋白质、多肽和酶类，主要可分为神经毒、血循毒及混合毒：

1. 神经毒

先使伤处发麻，引起头晕、眼睑下垂、视力模糊、肢体软瘫、语言不清、吞咽和呼吸困难等，最后可导致呼吸循环衰竭。

2. 血循毒

可导致伤处肿痛，并蔓延向近心侧，邻近淋巴结可见肿痛，并引起恶寒发热、心律失常、烦躁不安或谵妄等症状，也可伴有皮肤紫斑、黄染、血尿和尿少等症状，最后可导致心、肾、脑等器官的衰竭。

3. 混合毒

兼有神经毒和血循毒的作用，如眼镜蛇和蝮蛇的混合毒，对神经和血液循环的作用各有偏重。

（三）野外被蛇咬伤怎么办？

牢记以下几步，关键时候可救命！

1. 忌奔跑

被咬后保持冷静，尽量减少活动，让伤肢保持低垂位，立即拨打急救电话。

2. 辨毒蛇

（1）蛇的外形：毒蛇的头一般比较大，呈三角形；无毒蛇一般头小，呈椭圆形。（2）有毒蛇咬伤部位的牙印深，一般是1对，并且伤口周围明显肿胀或者有疼痛感；无毒蛇咬伤会出现多个细而浅的齿痕。但需注意，神经毒毒蛇（如银环蛇或金环蛇）咬伤，伤口局部症状轻微，不可因此麻痹大意。若不能判断是否为毒蛇，一律按毒蛇咬伤处理。

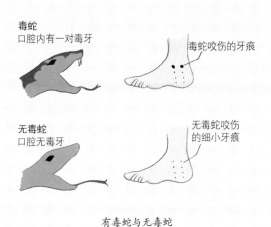

毒蛇
口腔内有一对毒牙

毒蛇咬伤的牙痕

无毒蛇
口腔无毒牙

无毒蛇咬伤
的细小牙痕

有毒蛇与无毒蛇

3. 速捆扎

立即用绳子或布条等对伤口近心端 5 ~ 10 cm 处进行结扎，松紧度以插入一根手指为宜，且须每隔 20 分钟松开 2 ~ 3 分钟，避免肢端缺血坏死。如果佩戴了戒指手环等饰品应及时取下来，以免肢体肿胀而发生卡压。

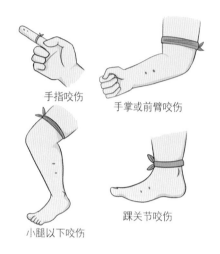

手指咬伤

手掌或前臂咬伤

小腿以下咬伤

踝关节咬伤

不同捆扎部位

4. 水冲洗

把伤口放置于干净流动的水下持续冲洗，洗去没有进入人体的毒液；若身边没有水时，可使用自己的尿液冲洗伤口。

5. 可拔罐

如有条件可在伤口处用火罐拔出毒液。千万不要用嘴去吸出毒液！如果毒液被口腔吸出，毒液可能会通过口腔黏膜进入血液，引起中毒反应，如果此时恰好口腔中有伤口，中毒的可能性会更大。

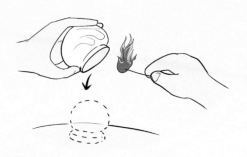

6. 针刺穴

出现肿胀时，亦可于趾蹼间（八风穴）或指蹼间（八邪穴）消毒针刺放血，并由近心端向远心端挤压以排出毒液。

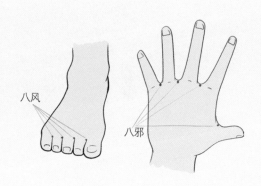

7. 急送医

紧急送往有能力处置毒蛇咬伤的医院进行血清注射等综合治疗。

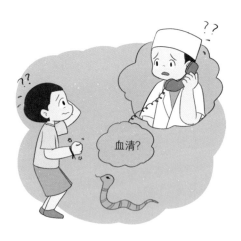

医生提醒：天气较为炎热时，蛇也喜欢"纳凉"，一般在清晨、傍晚或者雨后初晴的闷热天气出洞觅食。在室外，特别是在田间、草丛活动时，可着长裤长靴，手持长棍探路，达到"打草惊蛇"的目的。如果不幸被蛇咬了，一定要保持冷静，采取正确的院前处理措施自救，并及时送医！

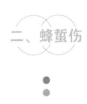

二、蜂蜇伤

案例引入

当心！蜂蜇伤很危险，两奶奶险送命！

年近六旬的伍奶奶和刘奶奶家住娄底，因为和邻居张奶奶上山摘板栗，不慎侵扰蜂群，三人被群蜂蜇伤，张奶奶被蜇伤几分钟后出现全身疼痛、头晕、全身瘫软、无法站立、视物模糊等症状，伍奶奶和刘奶奶稍微好一点，但是也感觉全身瘙痒、疼痛、头晕。

当天傍晚，张奶奶突然离开人世。伍奶奶和刘奶奶即刻被家人送往当地医院，予以紧急处理后，当地医生建议其转至上级医院治疗。次日，两位奶奶立即被送往省城医院就诊。

入院时伍奶奶和刘奶奶全身多处瘙痒、红肿、疼痛，伴见头晕不适，伤口可见少量淡黄色分泌物。值班医师立即予以综合对症处理，患者病情才逐渐稳定，红肿、瘙痒、疼痛及头晕等不适慢慢消退。

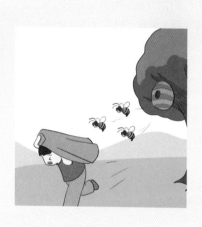

（一）蜂蜇伤有何特点呢？

蜂蜇伤（Bee sting）：蜂蜇伤是一种区域性的疾病，多见山区、农村等地，常发生于夏秋季，秋季最多。患者常因有意或无意侵扰了蜂群领地而遭到攻击。

同时，蜂蜇伤作为一种生物性损伤，是临床急症之一，其临床表现和毒蜂的生物特性相关，症状轻者表现为局部炎性反应，重者可出现呼吸肌麻痹、过敏性休克、多器官功能衰竭，进而导致死亡。

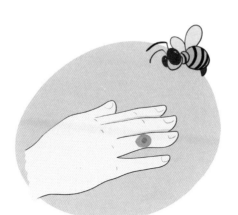

蜂蜇伤的临床表现：

1. 局部症状

红肿、疼痛、瘙痒、起水疱等。

2. 全身表现

恶心、呕吐、头痛、头晕、胸闷、呼吸困难、神志不清、抽搐、昏迷、呼吸麻痹、多器官功能衰竭、心脏骤停、死亡等。

3. 过敏反应

常发生的蜇伤后数分钟至数小时内，患者出现烦躁不安、全身瘙痒、水肿、红斑、荨麻疹等，严重者可出现喉头水肿、过敏性休克、呼吸衰竭、死亡等。

（二）蜂蜇伤了怎么办呢？

1.拔除毒刺

立即拔出毒刺并检查有无毒刺残留，可通过拔火罐将毒汁吸出，切勿挤压，以免毒素进入体内加重感染。

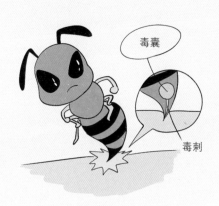

2.清洗伤口

蜜蜂毒液呈酸性，可选择肥皂水、碳酸氢钠等弱碱性液体清洗伤口；胡蜂毒液呈碱性，可选择食醋等弱酸性液体清洗伤口。

3.及时就医

过敏体质、有全身不适、被群蜂攻击致多处蜇伤者，必须及时就医。

医生提醒：外出接触大自然时，应提高警惕，注意保护好自己，如路遇蜂类，小心应对，切勿惊扰蜂巢，防患于未然。除养成良好的户外习惯外，还应掌握相关急救知识，让生命安全得到保障。

三、狗咬伤

案例引入

益阳一男子被自家狗咬伤唇部

家住益阳的小张，家里养了条小狗，平时很是温顺。可就在前两天，小张逗狗时，被狗撕咬掉了部分上唇。家人紧急把他送往当地卫生院处理伤口，后赶往当地疾控中心注射狂犬疫苗，次日送往医院进行创面修复。

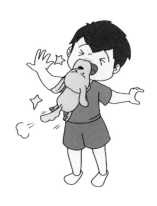

我国每年都有大量的人被狗、猫等动物咬伤。犬咬伤不仅可导致机械性损伤，若犬感染狂犬病毒还可使人患狂犬病。狂犬病潜伏期长短不一，一旦发病，病情凶险，死亡率达100%，目前无有效治疗方法。

（一）什么是狂犬病？

狂犬病（Rabies）：狂犬病是由于感染了狂犬病毒所导致的急性传染病，临床特征表现包括为恐水、怕风、进行性瘫痪、咽肌痉挛等。此病人兽共患，多见于犬、狼、猫等肉食动物，人多因被病兽咬伤而感染。因恐水症状比较突出，故本病又名"恐水症"。

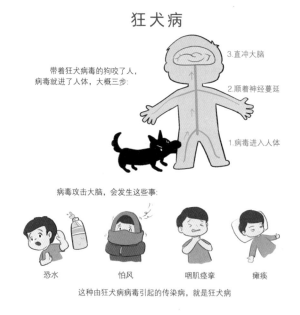

狂犬病发病过程

狂犬病潜伏期内无任何征兆，狂犬病暴露后，唯一有效的预防手段是立即开展暴露后处置。狂犬病最初表现为发热，伤口部位常有疼痛或有异常、原因不明的颤痛、刺痛或灼痛感。随着病毒在中枢神经系统扩散，患者会出现典型的狂犬病临床症状，即麻痹型与狂躁型，最终死于呼吸循环衰竭或因咽肌痉挛引起的窒息。

（二）被狗咬伤该怎么办？

被咬后应首先确定暴露等级，狂犬病暴露分三个等级，需要采取不同的处置原则。

1. Ⅰ级

接触或喂养动物以及完好的皮肤被舔，无暴露程度的为Ⅰ级。Ⅰ级暴露，确认病史可靠则无需处理。

2. Ⅱ级

裸露皮肤被轻咬以及无出血的轻微抓伤或擦伤，属于轻度暴露程度的为Ⅱ级。Ⅱ级暴露，应立即处理伤口并接种狂犬病疫苗。

3. Ⅲ级

单处或多处贯穿皮肤抓伤或咬伤，破损皮肤被舔或黏膜被动物体液污染的，属于严重暴露程度的为Ⅲ级。Ⅲ级暴露应立即处理伤口并注射疫苗和狂犬病被动免疫制剂。

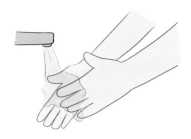

　　医生提醒：被猫狗等动物咬伤后应立即挤出伤口里的污血，用肥皂水和清水交替冲洗伤口至少 15 分钟，再使用碘伏等消毒液涂擦，伤口禁止包扎、缝合。Ⅱ级暴露和Ⅲ级暴露还需要注射破伤风抗毒素。首次注射狂犬疫苗及破伤风抗毒素的时间最好不超过 24 小时。

四、蚊子咬伤

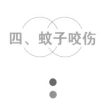

案例引入

48 岁女子被蚊子咬伤，竟 5 个月未痊愈？

　　48 岁的周女士 5 个月前左踝部被蚊子叮咬，瘙痒难忍，搔抓后出现了皮肤破溃，自行买药涂抹后一直未见痊愈。遂于近日来到医院就诊。医生检查后发现，周女士左踝部有个 2 cm×3 cm 大小的创面，上面覆盖黑色痂皮，周围轻度红肿，可见黄白色脓液流出，下肢可见扩张迂回的静脉并伴褐色色素沉着。最终周女士被诊断为金黄色葡萄球菌感染，再加上反复不正确的治疗，最终形成了慢性溃疡！

医生建议周女士尽快入院进行全面治疗，经过创面换药、手术治疗，周女士脚踝的创面在逐渐愈合。

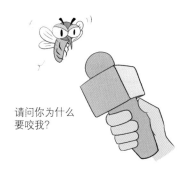

请问你为什么要咬我？

（一）为什么蚊子叮咬会有这么大的伤害？

蚊子属于昆虫纲双翅目蚊科，是一种具有刺吸式口器的纤小飞虫，全球约有 3000 种。雌性通常以血液作为食物，而雄性则吸食植物的汁液。吸血的雌蚊是登革热、黄热病、疟疾、丝虫病、日本脑炎等病原体的中间寄主。

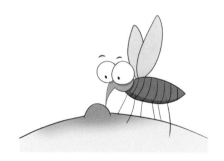

　　蚊子以口器刺入皮肤吸血时，会注入防止血液凝固的唾液，使血液失去凝固的作用。而与此同时，为了对抗外来物质，人体体内的免疫系统则会释放出一种称为组织胺的蛋白质。当血液流向叮咬处时，人体释放的组织胺会引发叮咬部位的过敏反应，造成叮咬处周围组织的肿胀，这就是蚊子叮咬后会瘙痒红肿的原因。

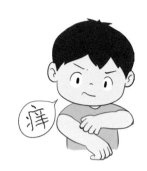

被蚊子咬伤后很多人习惯用手去搔抓，殊不知，人手上带有许多细菌。据有关研究显示，1克指甲垢里藏有38亿个细菌，一双未洗过的手上可存在80万个细菌，包括葡萄球菌、大肠杆埃希菌等。其中葡萄球菌种类繁多，致病葡萄球菌中以金黄色葡萄球菌致病性最强，金黄色葡萄球菌可引起皮肤和软组织感染，严重者可引发败血症、脑膜炎、骨髓炎、肺炎、心内膜炎等。

（二）如何减少蚊子叮咬呢？

水是蚊子的滋生地，为防止蚊子繁殖，首先要将家中盆盆罐罐里的积水及时清理掉，种养花草的容器也要时常清理。还可以在卧室放几盒揭盖的清凉油或风油精，或摆放一两盆夜来香、米兰、薄荷、茉莉花、玫瑰等植物，蚊子会不堪忍受它们的气味而躲避。

另外，还可以生吃大蒜、口服维生素B，这些物质经人体生理代谢后从汗液排出体外，会产生使蚊子不敢接近的气味。

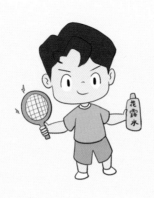

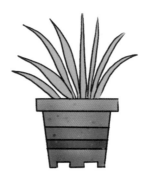

被毒蚊子叮咬后可以外涂具有抗过敏作用的药物，切记不要抓、挠伤口以免皮肤破损。当皮肤出现破损、水疱等情况时，可使用皮炎平等药品进行短期治疗。如果出现久治不愈等情况，应立即到医院就诊，以免耽误病情。

第三节 暗藏的"皮肤之殇"——坏死性筋膜炎

小小的伤口常常被人们忽略，但没成想，它可以在短短几天之内就让人生命垂危，坏死性筋膜炎就是有如此威力！

案例引入

68 岁老人下体溃烂竟牵扯出大问题！

一个月前，68 岁的岳阳老爷爷洗澡时感觉阴囊处有点痒，便抓了两下，没想到一抓不得了，老爷爷发现自己的手上竟然沾有血迹。仔细一看，阴囊已经溃烂。

第二天，儿子便陪着老爷爷去医院里看医生，医生初步诊断是"阴囊炎"，给他开了抗感染的药物，老爷爷连着挂了几天点滴后，痒痛症状是稍微好转了，但是皮肤红肿破溃的情况不但没有减轻，反而愈发严重了。阴囊上的皮肤开始腐烂，流脓发臭……老爷爷的精神也越来越差，躺在病床上十分痛苦。于是，儿子便立即带着老爷爷来到省城的医院就诊，医生检查过伤口后表示，老爷爷所患为会阴部坏死性筋膜炎！老爷爷病情危重，需要立即手术清创。医生迅速拟订治疗方案并安排了急诊手术，同时结合中医治疗，老爷爷很快转危为安。

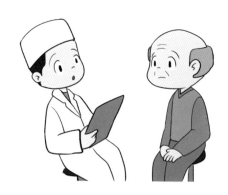

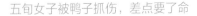

五旬女子被鸭子抓伤，差点要了命

51岁的吴阿姨喂鸭子时，不慎被鸭子抓伤左上肢，随后出现了红肿、溃烂、皮温增高等症状，吴阿姨没有多想，也并没有做任何特殊处理。10天以后，吴阿姨被抓伤的左上肢竟然还是有明显的红肿溃烂，并没有好转。吴阿姨于是来到医院就诊，被诊断为坏死性筋膜炎。医生告诉吴阿姨，因为她既往有高血压、冠心病、糖尿病等基础疾病，如果不及时治疗，随时会有生命危险！

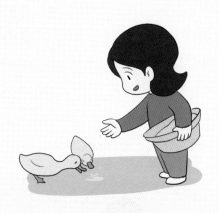

一、什么是坏死性筋膜炎？

●
●

坏死性筋膜炎（Necrotizing fasciitis）：坏死性筋膜炎是一种广泛而迅速的皮肤软组织感染，以皮下组织和筋膜坏死为特征，多数伴有全身中毒性休克。该病起病急骤，早期局部体征常较隐匿而不容易引起患者注意，24小时内可波及整个肢体。如不及时诊断和处理，患者往往死于脓毒血症。局部体征与全身症状的轻重不相称是本病的主要特征。

当出现以下表现时，应高度警惕坏死性筋膜炎的发生：

（一）全身性中毒症状

疾病早期，局部感染症状尚轻，患者有畏寒、高热、意识障碍、厌食、脱水、低血压、贫血、黄疸等严重的全身性中毒症状。

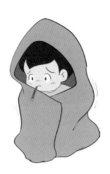

（二）局部症状

1. 片状红肿、疼痛　早期皮肤红肿，呈紫红色片状，边界不清，疼痛。

2. 疼痛缓解，患处麻木　感染早期局部有剧烈疼痛，当病灶部位的感觉神经被破坏后，疼痛缓解，反出现麻木不适。

3. 奇臭的血性渗液　皮肤渗出液为血性浆液性液体，气味奇臭。坏死广泛扩散，呈潜行状，有时会产生皮下气体，检查可发现捻发音。

4. 血性水疱　皮肤的颜色逐渐发紫、发黑，出现含血性液体的大疱或水疱。

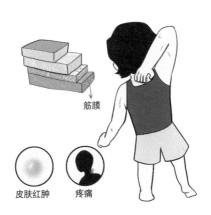

皮肤筋膜损伤

坏死性筋膜炎是多种细菌导致的混合感染，主要是金黄色葡萄球菌和化脓性链球菌等需氧菌。若是被鸭、鸡、鸟等飞禽类动物抓伤破皮，或是被蚊虫叮咬，甚至自行挠抓导致破皮，如果破溃伤口不及时处理，都有可能造成坏死性筋膜炎，进一步加重可导致截肢甚至死亡。坏死性筋膜炎只损害皮下组织和筋膜，不累及感染部位的肌肉组织，常见于四肢，尤其是下肢；其次是会阴、面部、腹壁、颈部和背臀部，以糖尿病、心血管疾病及肾脏病患者尤为多见。

二、坏死性筋膜炎该如何治疗呢？

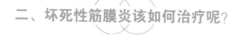

坏死性筋膜炎是外科危重急症，其治疗原则是：早期诊断，尽早清创，应用大量有效抗生素和全身支持治疗。

（一）抗生素

坏死性筋膜炎是多种细菌（各种需氧菌和厌氧菌）的混合感染，全身中毒症状出现早、病情重，应联合应用抗生素。

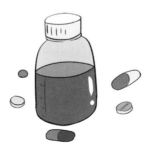

（二）清创引流

彻底清创，充分引流是治疗成功的关键。由于病变组织及其周围存在着广泛的血管血栓，药物常难以到达，故积极、大剂量抗生素治疗 1~3 天无明显效果时，应立即进行手术治疗。手术应彻底清除坏死筋膜和皮下组织，并对坏死区域进行充分引流。部分患者病情进展迅速，可于数小时内扩散至整个肢体，危及生命，必要时应将坏死肢体截除。

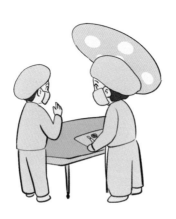

医生提醒：老人、小孩及长期使用皮质类固醇和免疫抑制剂的人群，抵抗力较弱，应注意加强营养，提高机体的免疫力，预防外伤的发生，皮肤创伤时要及时清除污染物，可以用清水和肥皂水反复冲洗破皮伤口，然后用碘伏和双氧水擦拭表面，保持周围清洁。

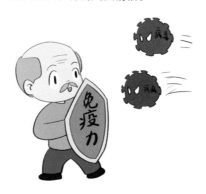

同时要尽量减少受伤肢体的活动，去除受伤部位的各种受限物品，如戒指、手镯、手表等，以免因后续的肿胀导致无法取出，加重局部危害。如果皮肤溃烂、红肿不退，一定要及时到正规医院就诊，避免更大的危害。

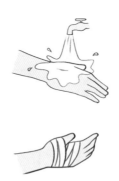

第四章

这些皮肤问题，请细心调养

第一节 恼人的"烂苹果"——压疮

生老病死是每个人无法回避的问题，随着父母至亲日渐老去，当有一天疾病或者意外突然降临，使得他们活动受限，瘫痪在床，如何减轻他们的病痛，提升生活质量，是为人子女必须要认真思考的问题。

案例引入

瘫痪老母亲突然昏迷，紧急送医抢救生命

陈女士最近焦头烂额，80岁的老母亲瘫痪在床，十几天前，老人家腰上背上开始长疮发烂，用了各种药物都不见好转，溃烂的范围和深度不断加剧。昨天，老母亲突然昏迷了，陈女士赶紧呼叫救护车将母亲送到医院。值班医师接诊后，告诉陈女士，她的母亲病情危重，全身多处压疮并感染，骶尾部和腰背部皮肤已经糜烂坏死，并且伴有严重贫血及低蛋白血症。

医生表示，陈女士的母亲是由于压疮感染，没有得到及时有效治疗，才出现了这么严重的病情。压疮有时候仅表现为一小块皮肤发红，如果不及时治疗，严重的几天之内就有可能糜烂坏死，甚至深达骨面，危及生命。

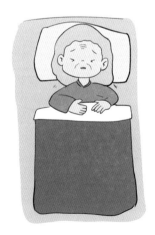

一、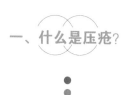什么是压疮？

压疮（Pressure sore）：压疮又称压力性溃疡，是由于局部组织长时间受外界压力、血液循环障碍导致的持续缺血、缺氧、营养不良引发的软组织缺血坏死。

压疮的发生不仅给患者和家人带来痛苦，而且伤口会渗液流脓，大大降低患者生活质量。特大压疮经久不愈，更容易出现严重感染，进而发生脏器功能衰竭等严重并发症，甚至危及生命。

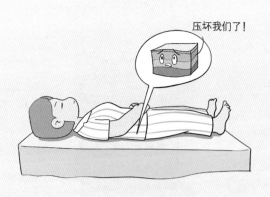

二、 哪些情况容易发生压疮呢？

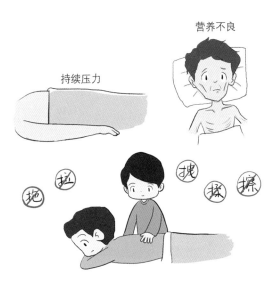

压疮可能因素

（一）压力因素

1.垂直压力

引起压疮最主要的因素是持续性垂直压力作用于局部组织，特别是人体骨粗隆凸出处。如果长期卧床或坐轮椅、石膏内不平整或有渣屑、夹板内衬垫放置不当，都会导致局部毛细血管长时间承受过度压迫，从而造成压疮（一般而言，皮肤层下的血管可承受的压力约为 32 mmHg 左右，一旦超过这个压力值，便可能造成局部血管扭曲、变形，进而影响到血液的流通，产生缺血的现象）。

2. 摩擦力

过多摩擦力可损害皮肤的角质层。当患者在床上活动或坐轮椅时，皮肤可受到床单和轮椅垫表面的逆行阻力摩擦，如皮肤被擦伤后受到汗、尿、大便等排泄物的浸渍时，易发生压疮。

3. 剪力

所谓剪力，是由摩擦力与垂直压力相加而成，即一个作用力施于物体后导致产生一平行反方向的平面滑动力。它与体位密切相关，例如平卧抬高床头时身体下滑，皮肤与床铺出现平行的摩擦力，加上皮肤垂直方向的重力，从而导致剪力的产生，引起局部皮肤血液循环障碍而发生压疮。

（二）营养状况

1. 全身营养缺乏，如长期发热及恶病质等，肌肉出现萎缩，受压处缺乏保护。

2. 全身营养障碍，营养摄入不足，出现蛋白质合成减少甚至低蛋白血症、负氮平衡、皮下脂肪层变薄、肌肉瘦削萎缩。骨隆突处皮肤一旦受压，要承受外界压力和骨隆突处对皮肤的挤压力，此处缺乏肌肉和脂肪组织的保护，更易引起血液循环障碍，出现压疮。

（三）皮肤抵抗力降低

皮肤经常遭受潮湿浸渍、摩擦等物理性刺激（如存在大小便失禁、床单皱褶不平、床上有碎屑等），使皮肤抵抗外界不良因素能力下降。

三、哪些部位容易发生压疮呢？

压疮多发生在受压和缺乏脂肪组织保护、无肌肉包裹或肌层较薄的骨隆突处。

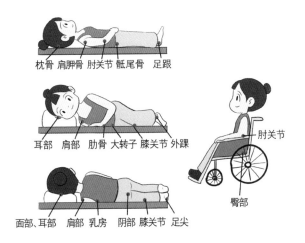

枕骨 肩胛骨 肘关节 骶尾骨 足跟

耳部 肩部 肋骨 大转子 膝关节 外踝

肘关节

臀部

面部、耳部 肩部 乳房 阴部 膝关节 足尖

压疮易发部位

四、如果出现压疮该如何处理呢？

●
●

　　若发现患者出现局部压力性损伤，首先要判断压力性损伤的分期，根据不同的分期，采取不同的处理方法。

压疮分期	定义
第一期	完整的皮肤下出现局部不可变白的红色，通常在骨隆突处；深色的皮肤可能观察不到变红的情况，但其肤色常与周围的皮肤不同。
第二期	表皮及部分真皮组织缺失，表现为无腐肉的、红色或粉红色基底的开放性浅层溃疡，也可表现为表皮完整或破裂的满含血清的水泡。
第三期	全皮层缺失，伤口可见到皮下脂肪组织，但未达骨骼、肌腱或肌肉；可能存在腐肉；潜腔、窦道亦可存在。
第四期	全皮层缺失，并包括暴露的骨骼、肌腱或肌肉；腐肉或焦痂可能在溃疡的某些部位出现；常有潜腔、窦道的存在。

压疮分期	定义
不可分期	全皮层缺失，但溃疡基底被黄色、棕褐色、灰色、绿色或棕色的腐肉掩盖和（或）在伤口基底有棕褐色、褐色或黑色的焦痂。
深部组织损伤期	皮下软组织受到压力或剪力的损害，局部皮肤完整但出现颜色改变（紫色或褐红色）或充血的水疱；与周围组织比较，这些受损区域的软组织可能出现疼痛、硬块、黏糊状渗出、潮湿、发热或发冷。

（一）第一期

出现按压不变白的局部红肿，表皮完整，可有疼痛。此期应采取积极措施，如增加翻身次数，使用气垫床等，防止局部继续受压，避免潮湿摩擦等刺激，保持局部干燥。

（二）第二期

表现为粉红色创面，暂无明显溃疡，可表现为疱液清亮的水疱。防止水疱破裂、保护创面、预防感染为此期的处理原则。对于未破的小水疱应减少摩擦，防止破裂，促进水疱自行吸收；大水疱可局部皮肤进行消毒后，使用注射器抽吸疱液，再用无菌敷料包扎。

（三）第三期

出现明显溃疡，为全皮肤层缺损，可以见到皮下组织，伴有腐肉生成。清创去除腐肉和促进肉芽组织的生长为该期处理原则，定期进行创面换药。

（四）第四期

组织全层缺损，可深达骨骼、肌腱或肌肉，部分可能覆盖腐肉或焦痂。此期重点在控制感染，解除压疮局部压迫，清洁创面，祛腐生新，促进愈合。

（五）不可分期

缺损涉及全层组织，但创面完全被坏死组织或焦痂所掩盖，溃疡的实际深度尚不可知。

（六）可疑深部组织损伤期

表面看似为皮下软组织受损，但在皮肤呈紫色或黑紫色，或形成血性水疱时，局部可能先出现疼痛、硬肿、糜烂，深度未知。

对于不可分期压力性损伤和可疑深部组织损伤期，因伤口覆盖焦痂或坏死组织无法进行界定时，应先清除伤口内焦痂和坏死组织，再确定分期。

处理原则应根据患者的整体情况，进行创面清洗、清创、抗感染处理，根据伤口渗液情况选用合适的敷料，维持湿性伤口愈合环境；同时去除或减少压疮发生的危险因素；三期以上部分创面若长期换药难以愈合，需要进行手术清创以及皮瓣转移修复。

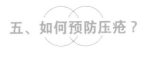

五、如何预防压疮？

避免同一部位长期受压，减压是预防压疮最基础最重要的措施。

（一）卧床患者

鼓励或协助患者每2～3小时翻身1次，左、右侧卧位或平卧位交替进行，并用软枕、气枕、水枕、海绵圈等垫在骨突出部位，可起到局部悬空、减轻压力的作用。尤其强调注意足跟的保护。

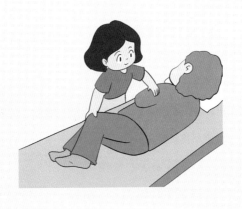

（二）坐位（轮椅）患者

可在足底放一个海绵垫，臀下用软枕（垫）或海绵垫保护，每15～30分钟变换重力支撑点1次，在病情允许的情况下，可让患者短时间站立或行走10分钟，要注意防止患者跌倒。

六、压疮患者该如何进行营养保健呢？

压疮患者一定要注重营养保健。合理的营养能改善伤口愈合，促进健康肉芽组织形成，促进创面愈合。营养补充时应当注意以下几点：

（一）高蛋白饮食

如鸡蛋、牛奶、瘦肉、鱼虾等。

（二）多食用含维生素丰富的食物

含维生素A丰富的食物，如动物肝脏、胡萝卜、南瓜、柿子椒以及菠菜等，可刺激机体免疫系统。含维生素C丰富的食物，如鲜枣、猕猴桃、柠檬等水果，可增强肌体抵抗力。

（三）多摄入含铁质丰富的食物

含矿物质铁丰富的食物可以提高机体抵抗力，如动物肝脏、豌豆、黑豆、绿色蔬菜、大枣、红糖、黑木耳、芝麻酱、蛋黄等。

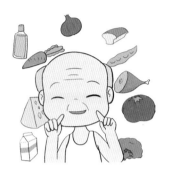

（四）多摄取富含纤维质的食物

例如全谷类、未加工的豆类、蔬菜类、水果类、海藻类食物。如果有吞咽或咀嚼困难的问题时，须将食物打成汁食用，还要将果菜连渣一起食用，才能将纤维质也吃进去。

另外，适当的水分摄取、饮用乳酸饮料、翻身或轮椅上运动以及腹部按摩可以刺激肠蠕动。如果出现腹胀可食用一些顺气的食材，如萝卜汁、山药粥、白萝卜和米粥等食物。如果出现腹泻，应该选用少油、清淡、易消化的食物，如无渣软饭、生姜汁米粥、苹果泥等。

食欲差的压疮患者应该多食易消化或助消化食物。也可以利用一些传统的药食两用的食材来帮助消化吸收，如鸡内金、谷芽、麦芽、白萝卜、山药、扁豆等。

七、在护理压疮患者时要避免的 10 个误区

●
●

（一）黑痂代表已经愈合（×）

若褥疮加深加重，患者症见创面痂厚、颜色深或漆黑，稍微凹陷于周围正常皮肤，表面黏腻不清爽，结痂周围皮肤红肿，触之压痛明显。此时千万不要以为结痂了，压疮就好了，要经过医生的专业处理，结合相应的改善微循环、抗感染等药物治疗，才能使压疮逐渐痊愈。

（二）按摩可以帮助患者血液循环（×）

皮肤如果已经出现红肿等损伤，就不能按摩，否则会加重损伤，甚至造成皮肤破溃。但按摩可用于皮肤无发红的部位，可以 3 ~ 4 小时按摩 1 次。

（三）频繁过度清洁皮肤（×）

夏天可以用温水擦洗，每 1 ~ 2 天进行 1 次，还要保持皮肤干燥，如果汗液分泌较多，要及时擦干。切忌用过烫的水频繁擦洗，否则将去掉皮肤外层的保护性角化组织，加速压疮易感性。

（四）涂凡士林、氧化膏等油性剂（×）

油剂会导致透气不良，阻碍皮肤代谢。如果秋冬天很干燥，可以适当涂抹一点润肤露在皮肤完好处。

（五）伤口过度使用碘伏等消毒液

压疮创面破损更重要的是要"去腐生肌"，但不提倡患者自行过度使用消毒液。消毒液虽然能达到一定的杀菌作用，但过度使用消毒液有可能会破坏皮肤组织的再生能力。

（六）使用橡胶垫（×）

橡胶垫不透气，会妨碍汗液蒸发，又会影响血液循环，建议使用海绵U型垫保护受压部位。

（七）气垫床可以取代人工翻身（×）

很多瘫痪患者会使用气垫床，气垫床有缓冲作用，可以减轻压力，但是人工翻身还是必要的，不能完全取代。

（八）侧卧位90°，摇高床头30°（×）

侧卧位90°，腰部、膝盖、外踝等承受压力的地方容易被压伤。床头摇高超过30°，则剪力增强，会加重局部受压，更容易产生压疮。患者一个姿势不要超过2小时，如果发现受压处有发红的迹象，须及时帮助患者翻身，选择其他卧位。

（九）用电吹风保持伤口干燥（×）

皮肤和伤口角质层保持足够水分有助于防止机械性损伤，不要用电吹风对伤口进行干燥处理。如果创面渗出很多，要在医生指导下根据创面潮湿情况进行特殊处理。

（十）患者在家自行换药（×）

压疮患者的创面各有不同，医生会根据创面的情况进行有针对性的处理，使用的药品、敷药的厚薄、换药的频次都有讲究，如果一旦出现压疮，建议及时到正规医院接受治疗，避免压疮进一步恶化。

第二节 甜蜜的"陷阱"——糖尿病足

糖尿病已成为威胁全世界民众健康的公共卫生问题，根据最新流行病学调查数据显示，截至 2023 年，全世界成年糖尿病患者人数已达 5.37 亿。糖尿病引起的糖尿病足是其中最严重、最常见的远期并发症。糖尿病足的发病率逐年升高且呈年轻化趋势，其治疗困难、花费巨大，严重影响患者生活质量。

案例引入

糖尿病患者泡脚烫出水疱，竟要截肢？

刘大爷发现糖尿病十几年了，一直没有进行正规治疗，血糖也控制不佳。最近因左足皮肤破溃、足趾发黑来到医院就诊。起初他只是泡脚时不小心把左足烫出一个水疱，水疱破溃后伤口反复不愈合，后来又出现局部皮肤红肿流脓、足趾发黑等症状，还有明显的臭味。在当地医院治疗后无明显好转，并逐渐出现高热、呕吐等全身中毒感染症状，医生说极有可能需要截肢。看着刘大爷精神状态越来越差，他的家人决定来省城寻求进一步救治……

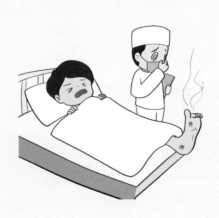

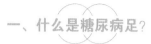

一、什么是糖尿病足？

　　糖尿病足（Diabetic foot）：糖尿病足是指糖尿病患者因长期在高糖低氧环境作用下形成的神经血管病变，伴或不伴感染，常见足部溃疡与深度组织破坏。

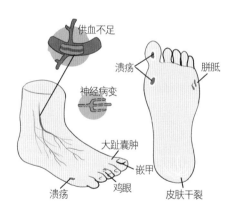

糖尿病足可能因素

　　糖尿病足是糖尿病严重的并发症之一，是非外伤性截肢的首要原因。我国糖尿病足呈现"三高三低"特点：高发病率、高致残率、高致死率；

低诊断率、低治疗率、低知晓率。

糖尿病足的高危人群包括：①糖尿病病程超过10年；②长期血糖控制差；③穿不合适的鞋、足部卫生保健差；④有神经病变的症状；⑤有神经病变的体征或周围血管病变的体征；⑥有足溃疡的既往史；⑦有糖尿病的其他慢性并发症（严重肾功能衰竭或肾移植、明显的视网膜病变等）；⑧神经或血管病变并不严重，但存在严重的足畸形；⑨糖尿病诊断延误；⑩有其他的危险因素。

二、糖尿病足是怎样发生的？

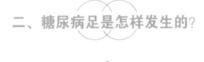

（一）周围神经病变所致感觉障碍为引起糖尿病足的基础

①周围神经病变使血管舒缩功能发生障碍，局部组织抵抗力降低，微小创伤即可引起感染，而又因局部感觉障碍，微小病变初期常未引起重视，后因感染或治疗不当伤口迅速扩展。②运动神经病变可形成爪状足趾（特别是第三、四、五趾），主要是由于足部小肌肉萎缩，长肌无对抗性牵拉而致，使得跖骨头成为足底负重的支撑点，后因摩擦形成胼胝，极易发生感染及穿透性溃疡，重者可扩散至附近的骨骼引起骨炎。此外，深感觉消失和关节运动反射障碍，使患者在不自觉的情况下因姿势不良导致关节负

荷过度、受力不均，进而使得关节面变得凹凸不平，从而引发骨折、关节脱位和半脱位。

（二）下肢动脉硬化导致足部缺血为促使糖尿病足发生的关键

患者存在微血管病变的同时，下肢可出现动脉硬化，引起足部缺血缺氧（足趾为甚）。这种情况发生时，患者常因夜间足趾疼痛而起床，行走数米后才能缓解。在某些需要迅速增加血循环的情况下（如外伤、感染、过冷、过热等），血流不能相应增加，可引起坏疽，常从足趾开始发病。

（三）创伤后感染是引起糖尿病足的导火索

神经病变及缺血容易引起局部创伤，继发严重感染。轻微创伤，如老茧、嵌甲、鸡眼、鞋袜穿着不当等，均可引起继发感染，后可发展为足坏疽，根据缺血的程度而分为湿性、干性和混合性坏疽。

三、糖尿病足有哪些临床表现？

（一）神经病变表现

患肢皮肤干而无汗，肢端刺痛、麻木、灼痛、感觉减退或缺失，呈袜套样改变，行走时脚踩有棉絮感。

（二）下肢缺血表现

皮肤营养不良、肌肉萎缩，皮肤干燥弹性差，色素沉着，皮温下降，肢端动脉搏动减弱或消失，患者可合并有下肢间歇跛行症状。随着病变进展，可出现静息痛，趾端出现坏疽，跖趾关节或足跟受压部位出现溃疡，部分患者可合并肢体感染。

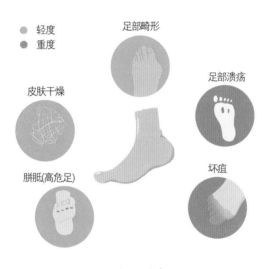

糖尿病足临床表现

按【Wagner 分级】可分为以下六级：

0 级：高危足，但足部皮肤无开放性病灶，如溃疡、坏死等。

1 级：足部皮肤有开放性病灶，如水疱或血疱破裂、浅表溃疡等，但尚未波及肌肉等组织。

2级：感染病灶已深入肌肉组织，但肌腱韧带尚无破坏。

3级：肌腱韧带组织破坏，深部脓肿，骨髓炎或者死骨形成。

4级：约1/3以下的部分足或趾发生湿性或干性坏疽或坏死。

5级：足的大部分或全部发生湿性或干性坏疽，需要截肢。

四、糖尿病足分为哪几类？

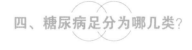

依据病因学（足部缺血严重程度）可分为以下三类：

（一）神经性溃疡

神经性溃疡表现为患足麻木、感觉异常，但皮温及足背动脉搏动正常。患者因痛觉减低或消失，如对足部保护性反射的丧失，可导致足畸形和局部压力性溃疡。因此，治疗上以患肢减压为核心，局部清创可促进溃疡愈合。

（二）缺血性溃疡

缺血性溃疡表现为下肢发凉、静息痛、间歇性跛行等，足背动脉搏动减弱或消失，足部皮温减低，后期可出现溃烂、干性坏疽等。此类患者较少见，以缺血性改变为主，缺血性溃疡可通过药物治疗、运动锻炼及重建下肢血流的方法进行治疗。

（三）神经 - 缺血性溃疡

同时具有周围神经病变和周围血管病变表现，也称混合型，临床最常见。此类型治疗最主要的是恢复肢体基本血液供应，如果血流得到改善，其神经病变也可得到部分缓解。

五、糖尿病足该如何治疗？

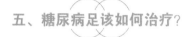

（一）改变生活方式

糖尿病足患者的饮食应低盐低糖、少食多餐、禁烟限酒，体重超重者忌油腻食物，适当地进行规律运动，以缓解下肢缺血症状。

（二）全面监测、管理代谢机制

患者应全面控制血压、血脂、血糖，选择合适胰岛素控制血糖，并定期监测血糖，依据情况调整胰岛素用量。合并脂代谢及血压异常患者，应予药物治疗。

（三）常规药物治疗

发生外周动脉疾病的患者应给予药物治疗。

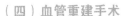

（四）血管重建手术

血管重建手术，可用于改善严重缺血性改变的症状，常规药物治疗效果不理想患者，可选择植入支架、球囊扩张等方式来恢复患者的血液供应。

（五）创面治疗

根据创面情况进行换药清创、皮片或皮瓣覆盖、负压吸引技术等治疗，以此改善创面环境并加速创面愈合。

六、糖尿病足该怎么预防？

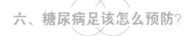

1.合理膳食，戒烟戒酒，三餐规律，控制总热量的摄入。

2.规律运动，控制体重，避免久站及剧烈运动，尽可能进行非负重运动等。

3.泡脚不宜过久过烫，脚部干燥的患者，可使用保湿液或保湿油进行护理。

正确洗脚

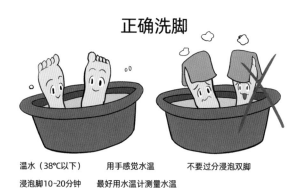

| 温水（38℃以下） | 用手感觉水温 | 不要过分浸泡双脚 |
| 浸泡脚10~20分钟 | 最好用水温计测量水温 | |

4. 合理监测并控制血糖、血压及血脂，避免糖尿病足的诱发因素。

5. 选择合适的鞋，鞋头部应宽大，避免压迫脚趾。

6. 剪趾甲时，尽可能避免斜剪，不要剪入过深。

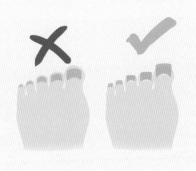

7.出现鸡眼、胼胝等足部疾病时，应及时到医院进行处理。

8.加强足部皮温、颜色、痛觉等的监测，出现异常及时就医。

医生提醒：糖尿病足年轻化趋势越来越明显，早期识别糖尿病足很重要，要定期到医院进行糖尿病足的早期筛查，一旦出现足部红肿、溃疡、疼痛等症状，一定要及时就医，做到糖尿病足早发现、早诊断、早治疗，切莫延误诊治。

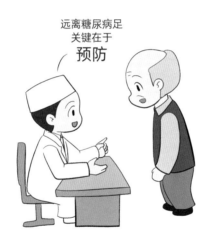

第三节 疯狂的"石头"——痛风石溃疡

随着我国物流运输能力及人民生活水平的提高，在内陆地区也能每天吃到新鲜美味的海鲜，尤其是各种商业应酬、朋友聚会，海鲜加美酒无疑是不错的选择。但是经常选择这种饮食方式的人们，往往是痛风病的高发人群！

案例引入

石头虽小，痛起来却要人命！

李先生今年 28 岁，平时最喜欢和朋友们一起聚会玩乐、吃吃喝喝。但是最近这种快乐却离李先生而去，原来他因为双足痛风发作而寸步难行！李先生的妻子推着轮椅将他带到医院就诊。医生接诊后都感到一丝惊讶，只见这个年轻人双脚上长了许多大大小小的"石头"，还有的已经破溃排出灰白色"石灰样"的粉末，尤其是足跟部明显增厚变硬，触痛明显。询问病史后得知，李先生和朋友聚餐最喜欢吃海鲜、喝啤酒，即便是在家吃饭也少不了小酌几口。他的妻子说，这已经不是李先生第一次痛风发作了，每次治疗一段时间好转后，又因为李先生不良生活习惯而复发。医生随后对李先生进行了教育，告知痛风石的严重性，劝诫其改正不良生活习惯，积极治疗。

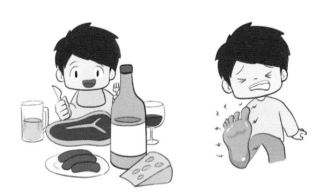

一、什么是痛风石？

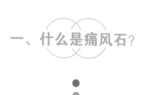

痛风石（Tophus）：痛风石见于高尿酸血症和痛风患者，是谷氨酸钠尿酸盐在皮下聚集形成的结晶，小如黄豆，大似鸡蛋。随着病情发展和病程的延长，痛风石逐渐增大，数目增多，可波及多个关节，甚至撑破皮肤，形成难以愈合的痛风石破溃创面。这些痛风石可造成痛性的、覆盖皮肤的结节。常见于关节软骨、滑囊、耳轮、腱鞘、关节周围组织、皮下组织和肾脏间质等处，进而引起相应的症状。

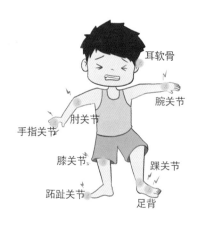

耳软骨

腕关节

肘关节

手指关节

膝关节

踝关节

跖趾关节

足背

痛风石易发部位

二、痛风石破溃创面为什么难好?

这类创面愈合时间往往较长，短则数月，长则数年，其处理也是临床工作的重点和难点，需要患者与临床医生相互合作才能取得较好疗效。原因主要有以下几方面：

（一）结构破坏

酸性尿酸盐长期腐蚀形成痛风石处的皮肤，皮肤结构完整性和营养均遭到破坏，局部血液循环较差，细胞再生能力低下而易于破溃。

（二）局部刺激

痛风石内的尿酸盐结晶不断由破溃处流出，从而刺激局部创口，妨碍创口的愈合。

（三）继发感染

破溃后创面还容易发生继发感染,感染后往往发展为慢性化脓性炎症,经久不愈。

三、得了痛风石该怎么办？

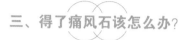

　　预防为主，防治结合。形成痛风石最根本的原因就是尿酸持续升高，所以，控制尿酸水平是预防和治疗痛风石的关键。

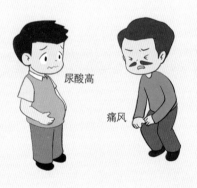

（一）大量饮水

　　大量饮水可以稀释尿酸浓度，也有利于尿酸的排泄，建议痛风的病友每日饮水量一定要大于 2000 ml。首选白开水，也可以是淡茶，不建议喝果汁，更不能喝各种酒类。

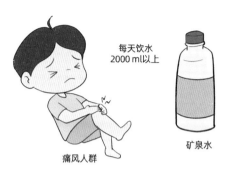

每天饮水
2000 ml以上

矿泉水

痛风人群

（二）碱化尿液以及服用降尿酸药物治疗

在医生指导下服用碱化尿液的制剂，同时联合其他降尿酸药物，促进尿酸盐结石溶解和排泄。尿液 pH 值应维持在 6.2 ~ 6.9，尿液过酸过碱都不利于尿酸的排泄。

（三）手术治疗

当出现以下情况时，需要进行手术治疗：①痛风石影响关节、脏器功能或者压迫周围神经。②严重影响美观，最常见为耳郭上的痛风石。③痛风石体积巨大或者形成时间过长。④一旦发生痛风石破溃，应及早去外科清创治疗。

医生提醒：慢性痛风石患者可见严重的骨和软骨损害，常常形成虫蚀样或穿凿样改变，严重者可致骨折、关节脱位或畸形及功能障碍。若患病早期给予适当干预治疗，可以取得较好疗效；但痛风晚期破坏性病变预后往往不佳。

四、如何预防痛风石？

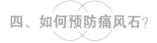

（一）维持尿酸水平稳定

如果有肾结石或者尿路结石，建议将尿酸水平维持在 $300\,\mu\,mol/L$ 以下，但也不能太低；而在没有肾结石的情况下，将尿酸水平维持在 $300\sim360\,\mu\,mol/L$ 即可。

（二）严格控制饮食

避免食用高嘌呤的食物；少量摄入中嘌呤食物；多食低嘌呤食物。

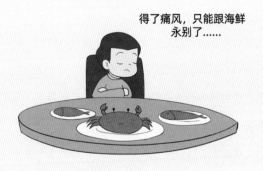

（三）保持良好生活习惯

注意适当运动、减轻体重，适当多饮水、少熬夜，同时避免酒及碳酸饮料的摄入。

医生提醒：痛风石的形成与不良生活习惯密切相关，光靠医生单方面治疗是远远不行的，需要患者积极配合才能达到最佳疗效。得了痛风石更要重视早期治疗，减少骨质破坏等造成的功能损害，使其尽可能恢复正常生活。

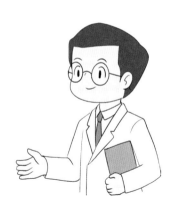

第四节　冰封之痛——动脉性溃疡

"得了灰指甲，一个传染俩……"许多人发现指甲增厚变脆后都以为是"灰指甲"，自行使用药物涂抹或者不管不顾，殊不知这是身体血管发出的预警信号！

案例引入

"灰指甲"竟导致脚趾坏死！

杨先生今年54岁，脚趾甲增厚变脆五六年了，起初以为是灰指甲，所以一直不重视，也没有看医生。近两年来，他觉得自己右脚越来越怕冷，感觉麻木，走久了还会觉得疼痛，右边第四个脚趾头也越来越黑。杨先生被家人带到医院一检查，发现是下肢动脉硬化闭塞症，第四个脚趾头也已经完全坏死，竟需要截趾！

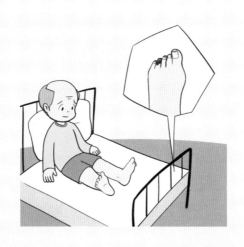

一、什么是动脉性溃疡?

动脉性溃疡(ischemic ulcer):动脉性溃疡也称缺血性溃疡,主要由于下肢动脉供血不足,肢体远端缺血缺氧,组织缺血坏死而形成。主要相关疾病有下肢动脉硬化闭塞症、血栓闭塞性脉管炎、大动脉炎、动脉栓塞等,约占所有下肢溃疡的20%。吸烟、糖尿病、血脂异常、高血压、高龄是下肢动脉疾病的危险因素,吸烟和糖尿病对下肢动脉疾病的影响最为明显。

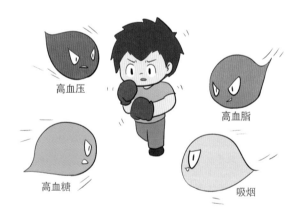

动脉性溃疡高危因素

动脉性溃疡常见于缺乏足够侧支循环的肢体远端和小腿的前外侧（胫前区和足趾及足背等区域）。临床上肢体近端发生外伤或存在缺血因素时，创面可能出现延迟愈合，甚至不愈合，进而发展成坏疽，"截肢率"很高。

其病因主要有：①动脉粥样硬化是动脉溃疡最常见的原因。这是一种慢性进展性疾病，胆固醇沿血管壁沉积，最终导致血管腔狭窄，影响血流。②栓子的形成与脱落。一些斑块从动脉壁脱落，沿着血液流动到最小的动脉，导致动脉闭塞而出现组织缺血坏死。④其他可引起溃疡的动脉血管疾病，以及血管痉挛性疾病（雷诺综合征）和血管炎（类风湿病）。

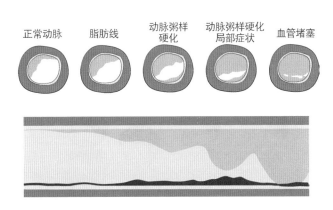

正常动脉　脂肪线　动脉粥样硬化　动脉粥样硬化局部症状　血管堵塞

动脉粥样硬化过程

二、动脉性溃疡有哪些表现？

（一）皮温低

皮温低为早期症状，患者自觉肢体远端发凉，双足冰冷，常主动要求保暖。

（二）疼痛

持续缺血可导致间歇性跛行及双下肢持续性疼痛（以夜间静息痛为主），将双下肢下垂可缓解。若同时合并糖尿病神经病变，疼痛可以减轻或消失。

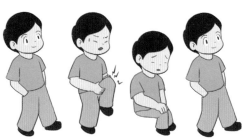

患者步行　因下肢肌肉疼痛　坐下休息　疼痛自行消失
100~200米后　而无法继续行走　一会儿

间歇性跛行

（三）局部皮肤溃疡

局部皮肤溃疡常由外伤所致，迁延不愈，创面常干燥苍白，创面表面有坏死组织所结痂皮，可迅速扩展，最终可能导致肢端坏死。

医生提醒：由于患者缺乏治疗意识，往往无法做出正确的判断。当肢体出现缺血性创面时，表明处于严重肢体缺血阶段，已影响皮肤血流运行，如果诊断和治疗不及时可引起创面经久不愈，并发生创面进行性增大加深，最终很可能导致截肢。

三、动脉性溃疡该如何治疗？

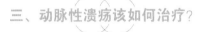

动脉性溃疡的治疗策略包括危险因素控制、抗栓药物治疗、运动锻炼和血管重建等。改善伤口的血液供应是最重要的治疗方法，患者采取正确的姿势体位也非常重要。

（一）改善创面血液供应

主要包括药物治疗、介入治疗、手术治疗、再生医疗技术等。

1. 药物治疗

常使用抗凝治疗药物，如肝素、华法林、拜瑞妥；溶栓治疗药物，如尿激酶、巴曲酶；扩血管药物，如罂粟碱、酚妥拉明；改善微循环药物，如丹参、血塞通等。

2. 介入治疗

需根据相关检查和 CT 血管成像（CTA）确定病变程度及范围，拟定治疗方案；再行造影进一步明确病变，再行介入治疗。

3. 手术治疗

对急性动脉栓塞需行动脉取栓术。对无法行介入治疗的病变可采取的方法有：动脉内膜剥脱术、动脉内膜剥脱加血管成形术、人工血管搭桥术。有继发血栓者，要对远端的动脉彻底取栓，保持动脉通畅。

4. 再生医学技术

再生医学技术可通过促进新生血管生成来治疗缺血性疾病，适用于不能手术或无法耐受手术的患者。

（二）溃疡治疗

包括非手术治疗及手术治疗。

1. 非手术治疗

局部清创换药治疗，局部外用抑菌类、生长因子类等外用药物；或行局部持续性封闭式负压引流治疗。

2. 手术治疗

①评估：根据术前的血管影像检查决定手术方法。如血供尚可，有治愈可能，方可选择植皮、皮瓣、生物敷料覆盖方法；如血供很差则建议先行改善动脉闭塞治疗，如治疗无效则要考虑患肢截除术。

②植皮：动脉性溃疡在清创后如果创面基底符合植皮条件则可植皮；

若暂时难以植皮，则需使用生物敷料辅以负压封闭引流装置培养创面基底，待新鲜肉芽组织形成后再修复创面。

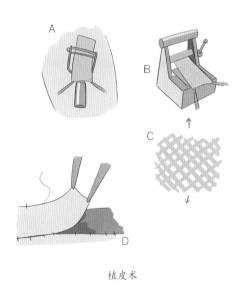

植皮术

③皮瓣：如创面有骨外露或肌腱外露，难以植皮封闭创面，在动脉情况允许的前提下可考虑行局部皮瓣手术甚至游离皮瓣手术，术前需要谨慎考虑和详细检查。

医生提醒：血管病变多与个人生活习惯密切相关，吸烟、高糖高脂等不良饮食习惯是动脉疾病的危险因素。因此，动脉性溃疡应以预防为主，防治结合，保持良好的生活习惯，定期体检监测身体健康状况，减少其发生的可能性，改善其预后。

第五节 炎烧之痛——静脉性溃疡

<　————————————————————————

　　爱美之心人皆有之，"蚯蚓腿"不仅仅是影响美观，

而后发展成为"老烂腿"更是让人头疼……

案例引入

"蚯蚓腿"溃烂老不好，警惕创面癌变

70岁的黄老太小腿患有严重的静脉曲张，腘窝及小腿皮肤表面像爬满了一条条"蚯蚓"，看起来十分恐怖，但平时走路也没有什么影响。可就在3个月前，不知道什么原因黄老太患有静脉曲张的小腿破了个口子，时不时流出黄色液体，自己在家换药治疗了许久也不见愈合，无奈之下到医院治疗。入院后，医生仔细查看黄老太的创面情况：小腿静脉曲张明显，并有严重的色素沉着，左小腿内侧约有一拇指大小的破溃创面，考虑创面长时间未愈合，医生建议其尽快进行手术治疗配合局部用药修复，以减少慢性创面的癌变可能。

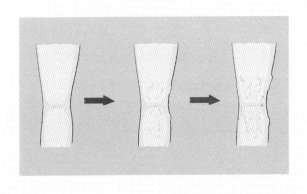

一、什么是静脉性溃疡？

••

静脉性溃疡（Varicose ulcer）：静脉性溃疡是指因静脉性疾病引起的皮肤开放性损伤，是下肢慢性静脉功能严重不全的表现，多发生于小腿下1/3，以内侧较为多见，俗称"老烂脚"。人群总发病率为0.4%~1.3%，常见于中老年人，或长期站立的工作者。

其发病机制为：①静脉血流异常引起的静脉高压：静脉高压、继发于深静脉血栓的深静脉系统返流和（或）阻塞、原发性瓣膜功能不全、浅静脉和交通静脉功能不全等可导致的下肢血液循环及组织吸收障碍，进而导致局部组织内代谢产物堆积、组织营养不良、下肢水肿和皮肤营养改变。②局部皮肤创伤、感染、曲张静脉破裂出血等原因导致的皮肤软组织完整性破坏是引起静脉性溃疡的主要原因。③主要血流动力学机制是返流、静脉回流阻塞。

二、下肢静脉淤积性溃疡有哪些表现？

静脉性溃疡，亦称静脉淤积性溃疡、静脉曲张性溃疡、静脉功能不全性溃疡。为与前文"动脉性溃疡"一致，故选取"静脉性溃疡"这一名称。

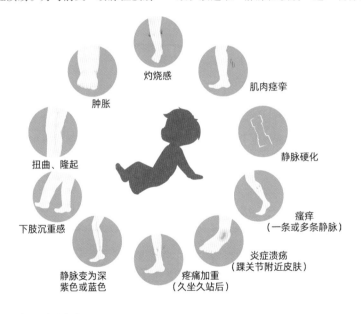

灼烧感

肌肉痉挛

肿胀

静脉硬化

扭曲、隆起

瘙痒
（一条或多条静脉）

下肢沉重感

炎症溃疡
（踝关节附近皮肤）

静脉变为深
紫色或蓝色

疼痛加重
（久坐久站后）

（一）浮肿

浮肿为静脉性溃疡最早出现的症状，常始见于踝周，久站后或病情进展时可波及小腿中下段，呈现凹陷性、卧床休息（尤其在抬高肢体）后可消退。在皮下组织因炎症刺激出现纤维化后，浮肿可表现为非凹陷性。

（二）皮肤溃疡

表现为局部皮肤缺损、溃烂。静脉曲张引起的溃疡通常出现在浅表部位，溃疡边缘坚实削直，或是内陷，呈圆形、椭圆形、斜形。溃疡面积大小不等，溃疡容易在同一部位反复发作，并且反复发作后迁延不愈。溃疡面上有暗红、紫红、或红色肉芽组织，其上覆盖着污灰色腐物及发臭的脓液，不易收口。

（三）疼痛

以小腿沉重或胀痛为多见，疼痛程度不一。疼痛常于久站或久走后出现，抬高患肢可缓解。久站后小腿胀痛及沿曲张静脉径路的胀痛感是本病累及浅静脉系统的特征，与曲张静脉内血流淤滞致静脉壁扩张有关。严重的深静脉瓣膜功能不全可出现站立后小腿突然出现的沉重感，由血液快速逆向充盈所致。下肢深静脉血栓形成后，可出现静脉性间歇性跛行。皮肤感染、继发性皮炎及活动性溃疡，可引起局部疼痛。

（四）静脉曲张

浅静脉扩张或曲张是最常见的症状，初发部位常见于小腿内侧，可伴有内踝区小静脉扩张。久站更为明显，病情加重可累及整个大隐静脉系统。

（五）皮肤改变

①脂质硬皮病：多见于足部及小腿，表现为局部皮肤软组织硬化；皮下脂肪增厚变硬，与深层组织粘连，界限不清。②白色萎缩：由毛细血管

供血障碍导致的局部皮色苍白，通常见于溃疡愈合后的区域，常伴有难愈合的浅表小溃疡，而周围皮肤则有明显的色素沉着。③湿疹：由静脉高压与白细胞聚集活化引起的非特异性炎症。④溃疡：可以表现为活动性溃疡或已愈合的溃疡瘢痕，溃疡多发于足部及小腿，溃疡的边缘不规则，边缘可伴有白色的新生表皮。若溃疡基底深浅不一，疮口呈菜花症，可转成皮肤癌。

医生提醒：溃疡是静脉曲张较严重的并发症，创面的愈合难度大、愈合时间长，偶有溃疡缠绵不愈多年，患者承受的痛苦也比较大，可引起感染、癌变等并发症。

三、静脉性溃疡该如何治疗？

下肢静脉性溃疡的治疗方法有手术治疗、压力治疗和药物治疗等，对溃疡愈合中起着重要的作用；同时，中医对创面的治疗也有着悠久的历史，积累了丰富的经验，尤其是外治方面有着许多措施和方法。因此，治疗静脉性溃疡采用中西结合方法，往往能取得较好疗效。

（一）改善下肢慢性静脉功能不全的治疗

1. 保守治疗

①压力疗法：压力疗法原理主要是通过对小腿施加压力以达到减少静脉返流、促进回流、增加腓肠肌泵功能以及减轻淤血和水肿的目的。有许多不同种类的加压治疗装置。着弹力袜是最常用的压力治疗方法。

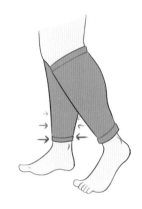

②小腿肌肉锻炼：通过体育锻炼改善减弱的腓肠肌泵功能，改善下肢血流动力学环境，达到促进溃疡愈合的目的。

2. 手术治疗

①硬化剂注射治疗：针对浅静脉曲张，可行局部硬化剂治疗，可使曲张浅静脉闭塞。

②曲张浅静脉的处理：常用的有大隐静脉高位结扎抽剥术、曲张静脉

环形连续缝扎术。

③瓣膜功能不全的处理：针对深静脉返流的手术，主要包括股浅静脉瓣膜修复术、自体带瓣静脉段移植术或移位术等，目的是降低因下肢深静脉瓣膜功能不全引起的静脉高压。

④交通静脉的处理：针对交通静脉功能不全的手术，目的是阻断交通静脉内的异常返流。

（二）溃疡治疗

1.非手术治疗

①药物治疗：局部外用药物治疗创面感染；渗液较多时，可予以外用新型吸附敷料包扎；或行局部持续性封闭式负压引流治疗，同时应预防溃疡基底曲张静脉破裂导致出血；创面清洁后可予以生长因子类药物促进肉芽组织形成；溃疡周围伴有的湿疹可予以外用氧化锌软膏或炉甘石涂抹治疗。

②创面理疗：如红外线照射等可发挥抗感染和扩张血管的作用，对溃疡创面的愈合具有很好的辅助治疗效果。

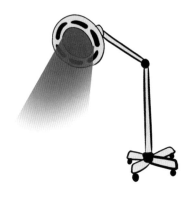

创面理疗

2.手术治疗

①植皮：去除溃疡基底坏死组织、老化肉芽组织，修整不规则创缘后行植皮治疗。

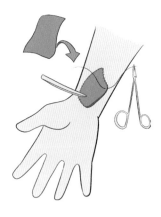

植皮治疗

②交通静脉的处理：溃疡周围皮肤存在脂质硬化病，难以行局部皮瓣转移覆盖治疗。因此，皮瓣修复静脉性溃疡往往采取游离皮瓣的方法治疗。

四、静脉性溃疡该如何自我管理？

1.下肢静脉功能不全患者需长年坚持穿静脉曲张弹力袜并且定时更换洗涤。

2.要注意伤口和皮肤的护理，伤口出现感染，应及时就医。

3.避免久站久坐，经常做腿部抬高、放下的运动，通过体育锻炼改善小腿肌肉泵功能。常采取的运动有：足跟提地的足尖走、足跟不着地的跳绳、直腿抬高等。

4.戒烟、戒酒，不吃辛辣刺激的食物，饮食以清淡为主。

第六节 伤痛的"记忆"——瘢痕

现代人对外在美越来越重视,"瘢痕"无疑与"美"背道而驰。瘢痕是一种疾病,不仅影响美观,还可能因护理不当而癌变!

案例引入

2 岁被烫伤，70 年过去了，瘢痕仍然不时溃烂、瘙痒难忍！

72 岁的杨奶奶左下肢有一块陈旧性瘢痕，近一年来瘢痕处的皮肤反复溃烂、瘙痒难耐，创面逐渐加深，十分影响杨奶奶的生活质量，遂来到医院就诊。值班医师检查后发现杨奶奶的左膝外侧有一块约 5 cm×3 cm 大小的创面，创面肿胀明显，有黄白色坏死物的渗液不断流出来，触碰一下就疼痛难忍。

原来杨奶奶 2 岁时在家不慎被沸水烫伤左下肢，当时并没有十分重视，受伤后自行在家换药处理了约 1 个月后伤口便愈合了，愈合后形成了明显的瘢痕。由于没有全面系统地治疗瘢痕，70 年过去了，杨奶奶身上的瘢痕依旧存在，还时不时地疼痛、溃烂……

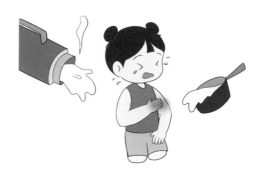

一、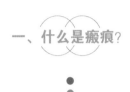什么是瘢痕？

瘢痕（Scar）：瘢痕指由于各种创伤所引起的人体正常皮肤组织的外观形态和组织病理学改变的统称。瘢痕是各种因素的损害作用于人体皮肤软组织，导致皮肤软组织的严重损伤而不能完全自行正常修复，转由纤维组织替代修复而留下的既影响外观又影响功能的病理改变。

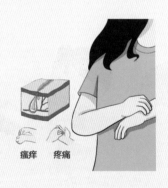

瘙痒　疼痛

对于轻度擦伤，正确处理后一般不会留下瘢痕。如果创伤使得真皮层受损则有可能导致瘢痕，其大小深浅受个人体质、年龄、伤口的范围和深度等诸多因素影响。

二、瘢痕分为哪几类呢？

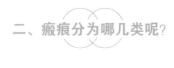

一般创面愈合后 6 个月内瘢痕增生最明显与迅速，此时的瘢痕症状最为显著。创面会出现颜色变深、高起皮肤、痒痛难忍、挛缩畸形等情况。一般分为以下几类：

（一）表浅性瘢痕

仅累及表皮或真皮浅层，皮肤表面粗糙或有色素变化，局部平坦、柔软，无功能障碍。随着时间的推移，瘢痕将逐渐不明显。

（二）增生性瘢痕

外伤后或局部治疗后（如激光、电灼、化学灼伤），损伤累及真皮深层，瘢痕明显高于周围正常皮肤，局部增厚变硬。表面呈红紫色，或痒或痛，有轻微压痛，可因搔抓而致表面破溃。其常常具有以下特点：①可因环境温度增高，情绪激动，或食辛辣刺激食物而症状加重。②可于数月或几年后渐渐发生退行性变化，表现为充血减少、色沉变浅、瘢痕逐渐平软、痒痛减轻或消失。③年龄越大增生期越短；发生于血供比较丰富如颜面部的瘢痕增生期较长，而发生于血供较差（如四肢末端、胫前区等）部位的瘢痕增生期较短。④可厚达 2 cm 以上，与周围正常皮肤粘连不紧，一般有较明显的界限。⑤发生于非功能部位的增生性瘢痕一般不致引起严重的功能障碍，而关节部位的增生性瘢痕可导致功能障碍。

（三）萎缩性瘢痕

损伤较重，累及皮肤全层及皮下脂肪组织，局部组织变薄，瘢痕坚硬、平坦或略高于皮肤表面，与深部组织如肌肉、肌腱、神经等紧密粘连，局部血液循环极差，呈淡红色或白色，表面有明显色沉或呈花斑状，表皮极薄无弹性，不能耐摩擦或负重，易破溃而形成经久不愈的慢性溃疡，晚期有发生恶变的可能，多发展为鳞癌。因其具较大的收缩性，牵拉邻近的组织、器官，可造成严重的功能障碍。

（四）瘢痕疙瘩

常表现为突出皮面、超出原损伤部位、持续性生长的肿块，扪之较硬，弹性差，局部痒或痛，或伴随奇痒、触痛，早期表面呈粉红色或紫红色，质稍硬，抓挠后可迅速增大。晚期多呈苍白色，质地坚硬。可有明显色沉，与周围正常皮肤有较明显的界限。病变范围大小不一，从 2 ~ 3 mm 丘疹样到大如手掌的片状。其形态呈多样性，可以是较为平坦的、有规则边缘的对称性突起，也可以是不平坦的、具有不规则突起的高低不平的团块，有时像蟹足样向周围组织浸润生长（又称"蟹足肿"）。其表面为萎缩的表皮，但耳垂内瘢痕疙瘩的表皮可以接近正常皮肤。大多数病例为单发，少数病例呈多发性。瘢痕疙瘩在损伤后几周或几个月内迅速发展，可以持续性连续生长，也可以在相当长一段时期内处于稳定状态。病变内可因残存的毛囊腺体而产生炎性坏死，或因中央部缺血而导致液化性坏死。瘢痕疙瘩一般不发生挛缩，除少数关节部位引起轻度活动受限外，一般不引起功能障碍。

增生性瘢痕与瘢痕疙瘩有很多相似的地方，患者往往易混淆：

增生性瘢痕与瘢痕疙瘩鉴别表

	增生性瘢痕	瘢痕疙瘩
发病年龄	各种年龄均可发病	3岁以上发病
好发部位	皮脂腺分泌旺盛处	胸骨前、上背部及肩缝等
症状体征	灼痛和奇痒，范围局限；早期色鲜红，形状不规则，高于皮肤，较硬；常有过度角化、溃疡及挛缩。	痒、痛较轻；病变超出原创面范围；边缘呈"蟹足肿"样凸起，质坚硬；极少有过度角化、溃疡及挛缩。
病程转归	病程短，数月至1～2年后可消失，并逐渐转为暗褐色，平坦而柔软，趋于稳定。	病程长，多在数年乃至几十年，多持续增大，很少自行萎缩。

三、如何预防病理性瘢痕呢?

瘢痕的表皮薄、不耐磨,尤其是功能部位,一不小心搔抓都有可能破溃,如果没有及时正确处理,容易出现反复溃烂、难以愈合的情况。

(一)受伤后正确处理伤口

处理伤口时,尤其是处理深度烧伤伤口时,严格执行无菌技术,尽可能地减少创口的第二次创伤,促使创口愈合。在无菌状态下愈合的创口,可使瘢痕发生面积在最小限度以内。

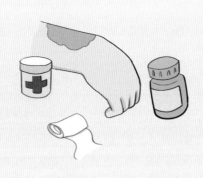

（二）尽早采用压力疗法，抑制瘢痕增生

如使用弹力绷带、佩戴弹力套等。对于大面积的瘢痕，可穿压力衣压迫治疗。

（三）尽早使用抗瘢痕药物

如瘢痕霜、舒疤坦、瘢痕平、硅酮凝胶、自风干瘢痕护理硅凝胶等控制瘢痕生长。使用瘢痕贴等硅胶贴片压贴于愈合的皮肤上，有预防及抑制瘢痕增生作用。

四、如何治疗病理性瘢痕呢？

（一）非手术治疗

1. 压力疗法

使用专门的压力套加压，适用于瘢痕面积大，不适宜放疗和局部药物治疗者。24 小时持续佩戴，每日停用时间不超过 30 分钟。

2. 药物疗法

如使用曲安奈德，直接注射到瘢痕内，来抑制瘢痕内过量的胶原蛋白，达到退化瘢痕的效果。

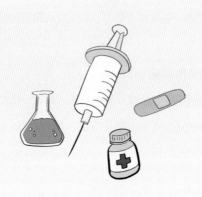

3. 放射疗法

切除瘢痕疙瘩后早期（24 小时内）采用电子束或 X 线照射可以降低瘢痕疙瘩术后复发，提高治愈率。由于放射线的特殊性，可增加恶性肿瘤的发生率，因此强调用于瘢痕疙瘩的晚期，并在其他方法无效时使用。

4. 激光疗法

适用于没有明显功能障碍的扁平瘢痕，如天花、水痘、痤疮愈合后遗留的大小不等、高低不平、分散分布的凹陷性瘢痕。

5. 其他

冷冻、蜡疗、离子透入、超声波等对治疗增生性瘢痕也有作用。

（二）手术治疗

手术治疗可减低瘢痕增生的程度、修复创面、恢复肌肤功能，如皮肤磨削术、瘢痕松解局部改形术、瘢痕切除游离植皮术、瘢痕切除皮瓣移植术等。

瘢痕不仅仅影响美观，关节部位的瘢痕还可导致功能障碍，反复发生溃疡还有诱发瘢痕癌的风险。所以，受伤后一定要及时、正确地处理创面，同时做好瘢痕的预防措施。如出现瘢痕应引起重视，及时前往正规医院就诊，在医生指导下积极治疗。

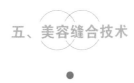

五、美容缝合技术

（一）什么是美容缝合？

美容缝合的方法主要指的是皮内缝合，也就是在皮肤的表面没有缝合线，所有缝线的进针、出针都是在皮肤下方，这样可以使皮肤表面不会留下刀口以外的额外痕迹，并使皮肤对合得平整和紧密。

说到美容缝合，大家首先都会想到很细的缝线，认为美容缝合无非就是用小针细线缝合。的确，美容缝线是堪比头发丝还细的线。但之所以叫"美容缝线"，其关键还是在于缝线是由整形医生使用，体现的是伤口处理技术与美容缝合技术（严格清创、修整伤口、组织移植层等）的重要性，而不仅仅是缝线材质。因此，美容缝合不单是指用美容线，起决定性作用的是相应的美容缝合技术，即从清理伤口，到缝合手术器械的选择，到缝合层次的确定，到缝合线的选择，到缝合方法的应用，到术后的处理均有一套完整的技巧方法。这一切操作所要把握的度就像一场外科艺术革命，其核心是：解剖对位、分层缝合、不留死腔，让瘢痕尽量减少、变淡。如果不采用美容缝合技术，仅使用美容线，有时候效果更糟，因为美容线很细，强行地拉拢缝合，可能导致对位不良，组织缺血，伤口不愈合、形成瘢痕等情况更易发生。

手术方式	技术特点	愈合情况
传统的外科缝合技术	大针粗线直接拉拢缝合	常由于瘢痕宽大，缝线痕迹需二次手术修复
整形美容外科技术	皮下减张技术，小针细线无张力缝合	最大限度减少瘢痕及缝线痕迹

（二）美容缝合有何优点？

1.损伤小，恢复快。

2.尽可能地恢复解剖结构、瘢痕小，避免"蜈蚣腿"样缝线瘢痕，减少对外貌的影响。

3.降低二次瘢痕修复的可能性，为患者减少痛苦和花费。

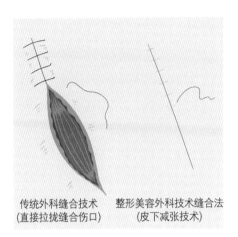

传统外科缝合技术
(直接拉拢缝合伤口)　　整形美容外科技术缝合法
(皮下减张技术)

(三)既然都叫"美容缝合"了，为什么还会伤口不愈和留疤?

伤口缝合如同"破镜重圆"，再怎么修复都会留下一定的痕迹。美容缝合技术可以使伤口尽可能美观，最大限度地减少伤口瘢痕，但并不能保证完全不留疤，所以美容线有时并不能达到"美容"的目的。而瘢痕的形成通常和以下几个因素有关:

1. 受伤部位

一般面部产生的瘢痕较轻，有些愈合后几乎看不出痕迹，不太容易产生异常瘢痕，四肢瘢痕相对明显，胸部、肩部、背部和耳垂等部位是最容易出现异常瘢痕的地方。

2. 伤口严重程度

越是复杂的外伤（比如伤口较大、较深、伤口边缘皮肤挫伤严重、血运不佳、感染等情况），术后伤口愈合时间越长，产生的瘢痕越明显。

3. 伤口缝合的时间

为避免增加伤口暴露的时间和感染的可能性，受伤后请及时就医尽早缝合。否则，不仅延长愈合时间，愈合后的瘢痕也可能更明显。一般情况下，在受伤 8 小时以内缝合，预后较好，最迟不超过 24 小时；对于超过 24 小时的伤口需酌情处理。

4. 医生的缝合技术

美容缝合讲究最大限度地缩小瘢痕，利用伤口减张、皮缘对合、小针细线精细缝合等这些缝合细节让伤口很好地对合在一起，加速伤口愈合，避免蜈蚣腿样的缝线和针眼瘢痕。

5. 缝线的选择

普通缝线与美容缝线对比表

	普通缝线	美容缝线
材料	普通丝线	聚合高分子化合物
粗细	4 号、1 号、0 号	5 - 0、6 - 0、7 - 0
异物反应	重	轻
针眼结节和线结瘢痕	明显	无
术后瘢痕	大	小
愈合时间	长	短

6. 伤口缝合后的护理

要按时拆线，否则容易形成线痕，遇特殊情况可适当延期。伤口愈合后可以酌情外用硅凝胶软膏、瘢痕贴等药物，以抑制瘢痕增生。对于特殊部位的瘢痕还需要压迫或牵引固定治疗。建议伤口愈合后半年内进行防晒，避免伤口出现较重的色素沉着。

7. 个人体质

因为个人体质差异，术后出现的瘢痕严重程度以及对于缝线的排斥反应也会不同。同样的伤口，有些患者遗留的瘢痕几乎看不出，而有些患者会出现瘢痕变宽、增生等情况，少数患者会出现瘢痕疙瘩；同样的缝线材质，有的患者不出现排斥反应，愈合与吸收良好，而有的患者却可能会发生严重排斥反应，导致伤口不愈合或瘢痕形成。

（四）如何有效预防美容缝线后并发症形成？

缝好只是第一步，长好才最重要。针对美容缝线术后的瘢痕、伤口难愈等并发症防治，医生提出以下建议：

1. 医院与医生的选择

术业有专攻，受伤后一定要到正规医院选择专业外科医生进行缝合。

2. 保持伤口清洁

缝针后伤口会贴小块纱布或敷料，尽量不要弄湿、弄脏，若弄湿弄脏后需及时到医院进行换药。

3. 遵医嘱

术后在医生指导下可采用促生长药物等促进伤口愈合，使用物理压迫、祛疤药物等辅助手段抑制瘢痕增生，以便达到更加完美的外观效果。

4. 清淡饮食

少吃辛辣刺激食物，减少伤口不愈合以及瘢痕增生的风险。

5. 减少剧烈活动

因缝针之后伤口张力不如受伤前，加之整形外科的缝线极细，剧烈运动有可能使缝好的伤口再裂开，造成伤口延迟愈合，增加瘢痕形成的概率。

6. 注意防晒

术后3个月之内要注意防晒，因紫外线对瘢痕有刺激，会刺激瘢痕增生。

第七节 挥之不去的"阴霾"——慢性创面癌变

皮肤溃疡是一种常见病，当皮肤溃疡在病发初期阶段没有得到及时、有效医治，就会发展为慢性溃疡，而慢性溃疡长期不愈合很可能会引发皮肤癌变。

案例引入

伤口老不好？小心"癌变"来作祟

自从患了下肢静脉曲张后，李奶奶的小腿上就经常反反复复溃烂，时好时坏，李奶奶自己也没太当回事。可是最近这次小腿上的伤口溃烂了都快3个月了，换药也长不好，伤口周边还长了一些东西。在家人的劝说下，李奶奶来到医院就诊，医生告诉她，小腿上的伤口可能已经癌变了，必须得住院手术治疗。

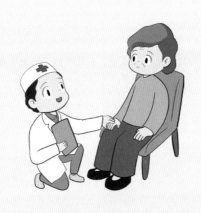

李奶奶住院手术后，切下的伤口上皮组织经检查是鳞癌，医生告诉她："还好发现得及时，没有出现转移。"最终经过医生的精心治疗，李奶奶伤口愈合康复出院了。

一、小小伤口为何会突然变成癌症呢?

随着社会发展，在糖尿病、静脉曲张、人口老龄化等因素的影响下，慢性创面越来越常见，人们可能更加容易忽视小创面的处理。

如果创面得不到正确、及时的处理，或者在其他一些疾病的影响下（如糖尿病足、下肢静脉曲张、烧伤瘢痕破溃等），创面可能演变成慢性创面。在长期的慢性炎症刺激下，或者因为创面的反复感染、摩擦等因素的影响，创面就很有可能出现癌变，成为临床常见、恶性程度较高的鳞癌。

二、什么情况需警惕创面癌变？

（一）创面反复溃烂

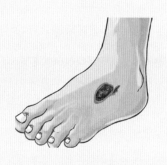

如果创面出现反复溃烂，或者溃烂时间超过3个月就需要高度警惕了。医学研究表明，慢性溃疡性疾病若是久治不愈，病灶组织就有可能发生癌变。例如，口腔溃疡若是治疗数周乃至1个月后没有治愈，其转变成口腔癌的可能性就会大大增加。慢性溃疡创面也是如此，其溃疡面若是仍未能得到修复，创面受到反复的刺激，就可能导致慢性溃疡创面发生癌变。

（二）局部异常增生

一般正常的创面都是比较新鲜红润的，如果出现异常的增生，比如突出皮肤表面生长，甚至出现翻花状、菜花样生长，且生长出来的组织质地硬，触之易出血；或者呈火山口样生长，周围组织明显出现变性，伴有恶臭味，质地松软呈豆腐渣样或者果冻状，则需要高度警惕是组织恶变。

三、如何预防创面癌变？

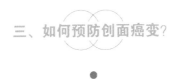

（一）积极治疗，尽快愈合

出现皮肤溃疡，应该予以重视，积极治疗，尽快愈合。慢性皮肤溃疡是一种非常容易被忽视的常见多发病，一旦出现皮肤溃烂，即使面积很小，也应该定期去医院或者诊所，千万不要因小失大，造成皮肤感染和扩散。

此外，如果伴有其他基础疾病（糖尿病、静脉曲张等），则应该积极处理原发病。比如：严格控制血糖，有效控制血压、血脂水平；保持足部清洁，选择合适的鞋袜，有效分散皮肤易损点的压力；冬天注意足部保暖，切记不要使用热水袋、电热取暖器或直接烤火取暖，以免烫伤；戒烟戒酒，吸烟可造成血管痉挛而加重缺血，并应避免被动吸烟，即家庭成员也要戒烟。

（二）避免刺激创面

一些传统的药物（如紫药水）可能会进一步刺激创面，诱发创面癌变；同时，应尽量避免反复摩擦、抓挠等刺激。

医生提醒：慢性皮肤溃疡并不是一种简单的皮肤类疾病，其普遍存在不同程度的创面感染情况，不仅可能发生癌变，还会加重病人全身主要器官的负担，使器官功能逐渐衰退，所以皮肤溃疡疾病不容小视，需要及时到医院治疗，积极控制原发病，促进创面愈合。

第五章

这些皮肤问题，很可能要命

第一节 披着羊皮的"狼"——湿疹样癌

〈————————————————

　　许多人都深受"湿疹"的困扰，时不时地糜烂渗液、瘙痒剧烈，叫人苦不堪言。有一种疾病临床表现与湿疹十分相似，但却是癌症！

案例引入

"披着羊皮的狼"——"湿疹"老不好，小心它是癌！

天气转凉，李阿姨会阴部的"湿疹"依旧瘙痒渗液，还时不时传来阵阵异味，这让她万分困扰。李阿姨自行在家使用了多种治疗湿疹的"奇方""秘方"，但一直反反复复，于是来到医院就诊。医生查体可见：李阿姨会阴部有一块手掌大小、形状不规则、界限清楚的暗红色斑块，并且部分斑块可见糜烂、渗液。进一步询问病史后，医生高度怀疑这并不是湿疹，强烈建议李阿姨进行皮肤病理学检验。

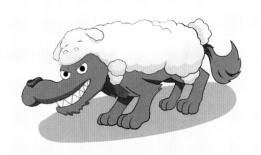

病检结果证明医生并不是多虑了，李阿姨的皮肤问题可能是湿疹样癌！

一、什么是湿疹样癌？

• •
•
•

　　湿疹样癌：湿疹样癌又称佩吉特病 (Paget's disease)，其表现类似湿疹，多发生于女性乳房。湿疹样癌起源于乳腺导管，继而累及乳腺、结缔组织及皮肤。湿疹样癌也可见于乳房以外，如腋窝、外阴及肛门周围，称乳房外湿疹样癌，可合并大汗腺癌。

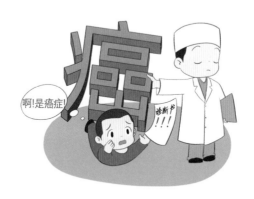

　　乳房外湿疹样癌：乳房外湿疹样癌又称乳房外佩吉特病（extramammary

Paget's disease，EMPD），50 岁以上的人群常见，临床主要表现是：出现经久不愈、边界清晰的湿疹样皮肤损伤。

（一）湿疹样皮损

好发于大汗腺分布部位，如外阴和肛周，或脐窝、腋下、前臂、颈项、外耳道、眼睑等部位。病变处稍微隆起于皮面，颜色由浅淡至深褐色，表面糜烂、潮红，有痂皮和鳞屑覆盖，分界清楚，常感觉疼痛、瘙痒，可能会有出血等情况，损害范围的直径多为 0.4 ～ 12 cm，平均为 3 cm。单发为多数，多发为少数，两个不同部位同时发生的情况十分少见。

（二）其他类型皮损

会阴部和肛周可出现乳头状或疣状瘤样，很像增殖性红斑样的损害，常见于女性阴部。

医生提醒：湿疹样癌很狡猾，糜烂、渗液和瘙痒这些典型的湿疹表现它都具备，常常让患者及部分医生放松警惕，认为是顽固性湿疹，往往要结合皮肤病理学检查才能确诊为癌，可以说是"披着羊皮的狼"！

项目	湿疹	湿疹样癌
发病年龄	任何年龄儿童、老人多见	多见于中老年人
发病部位	全身各处，四肢伸侧相对多见	外阴、肛周、腹股、腋下，偶见其他部位
病程	反复发作（时好时坏）	逐渐加重（一直不好）
皮损特点	多种多样，如红斑、丘疹、斑块、鳞屑、抓痕、渗出等	像平地搭的"平台"，表现红斑、血管扩张、渗出等

项目	湿疹	湿疹样癌
症状	瘙痒，多剧烈	可有瘙痒，较轻
病因	过敏或刺激因素	恶性肿瘤
治疗	抗过敏、外用激素治疗有效	外用激素治疗无效，需要手术切除、放疗、光动力疗法等综合治疗

湿疹和湿疹样癌的鉴别

二、患上湿疹样癌该怎么办？

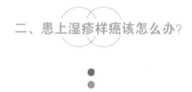

尽早接受正规治疗，首选手术切除，同时可结合化疗、光动力疗法治疗和中医药治疗等。

经过正规治疗后，大部分患者病情 10 ~ 15 年可以不恶化；若不接受正规治疗，破溃的皮肤可能因长期不愈合导致感染，疾病迅速恶化，有继发其他恶性肿瘤的可能，影响患者生活质量，缩短生存期。

乳房外佩吉特病一般较乳房佩吉特病预后好。但由直肠癌、子宫内膜癌、尿道癌或前列腺癌沿黏膜扩展而来的继发性乳房外佩吉特病预后不良。

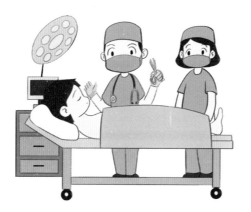

　　医生提醒：许多老百姓认为皮肤瘙痒性疾病往往较轻，能忍则忍，常常自行在家用药，这是极其错误并且相当危险的行为！实际上，部分皮肤瘙痒性疾病，如湿疹样癌、恶性黑色素瘤等，可危及生命。因此，在日常生活中针对长期不愈的皮损，即使其无明显瘙痒、疼痛等不适，也要引起足够的重视，尤其是其近期出现扩大、增多、出血、溃疡等表现时一定要及时就诊，配合医生做相关检查。

第二节 潜伏的"隐形炸弹"——鲍温病

红斑、脱屑、瘙痒……银屑病？老年斑？各种皮
肤病傻傻分不清，鲍恩病就是一种极具迷惑性的早期
皮肤恶性肿瘤，早期识别与诊断尤为重要！

案例引入

"红斑"不一般，防癌于未然

事情还要从 6 年前说起。某一天张大爷起床突然发现右眼附近出现一块拇指指甲盖大小的"红斑"，不痒也不痛，他并没有放在心上。又过了几个月，红斑扩大到两个指甲盖大小，表面还有少许鳞屑，经药店人员推荐，张大爷购买了两支用于治疗银屑病的中草药药膏进行涂抹，使用一段时间后红斑没有继续再扩大。可是近 2 年，这块红斑却越来越大，张大爷也越来越愁，走在路上偶尔会受到别人异样的眼光……于是他来到医院寻求医生的帮助。

只见张大爷脸上的红斑有巴掌大小，边缘不规则，表面覆有淡黄色鳞屑和皮痂，右下眼睑附近皮肤有 1 cm×1 cm 的小溃疡面，伴少量渗出。医生经详细询问病史和仔细查体后觉得这块红斑并不一般！当即建议张大爷行皮肤镜检查，镜检结果高度怀疑可能是鲍恩病。随后的病理活检结果明确了张大爷这是患上了鲍恩病！

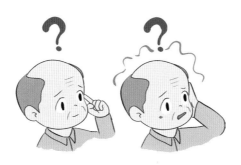

一、什么是鲍恩病?

●
●

鲍恩病（Bowen disease）：鲍恩病是原位皮肤鳞状细胞癌的一种常见类型，1912 年首次由 Bowen 报告提出，能够侵袭皮肤和黏膜，多发生于暴露在日光中的部位（远端四肢和头面部）。该病中老年人群多发，病因尚不明确，病程进展缓慢，多无明显自觉症状。

典型鲍恩病皮损生长缓慢，可持续存在。其主要表现为：①斑或斑块：发生于颜面、头颈部及四肢单个或者多个边界比较清楚、暗红色或褐色的斑片或斑块，呈圆形、匍匐形或不规则形，大小可以为数毫米到数十厘米。②鳞屑：皮损表面可以伴有较厚的鳞屑，即将脱落或者已经脱落。③结痂：鳞屑处或溃疡处可有结痂，破损处可伴有疼痛。④其他：少数患者可能会伴有瘙痒和疼痛，外阴鲍恩病还可出现性交后疼痛表现。

医生提醒：鲍恩病早期症状并不明显，容易被忽视或误诊为银屑病、老年斑（脂溢性角化）等其他疾病。同时，鲍恩病是一种常见的原位鳞状细胞癌。所谓原位癌，是指肿瘤细胞仅局限于表皮层，没有侵袭更深的层次，故而属于非常早期的皮肤恶性肿瘤。若在鲍恩病的斑块上出现溃疡，意味着可能已经发展成为浸润性鳞状细胞癌，所以鲍恩病的早期识别与及时治疗非常重要。

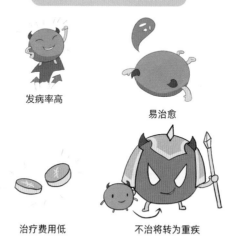

原位癌特点

二、鲍恩病有哪些诱发因素呢?

(一)日光和紫外线辐射

鲍恩病好发于头颈、四肢等曝光部位，其发生可能与日光中的紫外线对皮肤产生的慢性损伤有关，病变可继发于光化性角化病。除了日光中的紫外线辐射外，一些疾病的特殊疗法和临床所使用的紫外线长期辐射皮肤也可能导致鲍恩病。

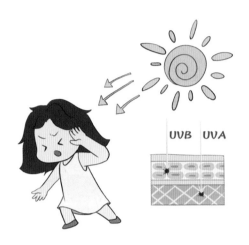

（二）砷剂

饮用水含砷超标或长时间接触砷剂可能会导致鲍恩病。多发鲍恩病常为砷剂所诱发，没有暴露在日光的身体部位也可出现。

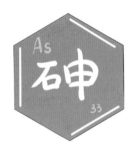

（三）放射线

多发性鲍恩病可由慢性放射性皮肤损伤和长时间接触放射线诱发。

（四）免疫抑制

在处于免疫抑制状态时，鲍恩病的发病风险增加。例如器官移植康复期长时间使用免疫抑制剂、HIV 感染等。

（五）慢性刺激

炎症刺激或皮肤慢性损伤可增加鲍恩病的发病风险。

（六）遗传性疾病

有一些遗传性疾病如着色性干皮病等，鲍恩病的发病率会增加。

（七）生殖器鲍恩病的发生与黏膜型 HPV 感染有很大的关系

我们是HPV家族

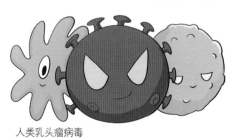

人类乳头瘤病毒

三、患上鲍恩病该怎么办呢?

鲍恩病是慢性进展性疾病，若发现皮肤出现异常症状，应在专业医生指导下进行皮肤镜及病理学检查明确诊断。

鲍恩病的治疗目的是去除病变，防止其发展为鳞状细胞癌。首选治疗为手术切除，若不合并内脏转移的恶性病变，早期清除皮肤恶变病灶可根治此病。也可选择非手术治疗，包括光动力治疗、药物治疗、冷冻治疗、激光治疗、刮除和电干燥术等。

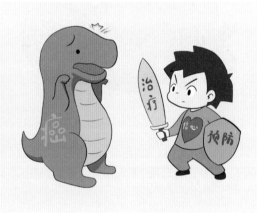

医生提醒：在日常生活和工作中应避免暴晒，根据个人皮肤的特点和环境中紫外线的强度选择合适防晒方式，尽量避免接触砷剂。此外，还要洁身自好，做好性病防护等，减少鲍恩病发病可能。

第三节 日光催生的"罪恶"——基底细胞癌

太阳毒辣，不仅仅会使肤色加深，还会带来一系列皮肤疾病，尤其是长期暴露于阳光下的人群。皮肤基底细胞癌就是一种与日光照射密切相关的恶性肿瘤。

案例引入

体表的隐藏杀手——基底细胞癌

平时极爱钓鱼的杨爷爷住进了医院，因为他脸上的"黑痣"变得越来越大，还出现了破溃、渗液。据他说，这颗"黑痣"已经出现快10年了，这两年来在慢慢长大，直到几个月前不小心把它抠破了，表面结有黑色的痂，后逐渐变得凹凸不平，周边绕有珍珠样的小凸起，疼痛刺痒，甚至渗液明显，有时还散发出异味。病检结果提示：基底细胞癌。

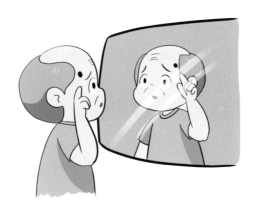

医生在全面评估杨爷爷病情之后，采取手术切除了这块病变组织。没过多久，杨爷爷的伤口就愈合出院了。

一、什么是基底细胞癌？

基底细胞癌（Basal cell carcinoma）：基底细胞癌是源于基底细胞的恶性肿瘤，因其发生转移率低，恶性程度较低，预后较好，故又称基底细胞上皮瘤。其早期多为一个肤色或暗褐色浸润的小结节，常常表现为蜡样、半透明状结节，有高起卷曲的边缘；后期中央开始破溃，结黑色坏死性痂，中心坏死向深部组织扩展蔓延，呈大片状侵袭性坏死，可以深达软组织和骨组织，也称侵袭性溃疡。

基底细胞癌多见于老年人，其发病与日光照射有密切关系，故好发于日光暴露的头、面、颈部或手背等处。

二、基底细胞癌有哪些特点呢？

临床上常可分为以下几型：

（一）结节溃疡型

本型临床上最为常见，颜面部多发。结节质地硬，表面有蜡样光泽，隆起呈半球状。中央常伴有结痂、溃痛，增大较为缓慢。呈蜡样或珍珠样外观的小结节，或周边绕以珍珠样隆起边缘缓慢扩大的溃疡是其典型的皮损外观。

（二）色素型

本型皮损与结节溃疡型相似，但外观多是黑褐色，呈网状或点状分布于皮损中央，有可能会被错诊为恶性黑色素瘤。

（三）硬斑病样或纤维化型

本型少见。在头面部单个出现，表现为局限性硬化斑块，表面扁平或稍隆起，边缘不清或清楚，浸润呈匐行或不规则，灰白色至淡黄色，很像硬斑病，较少出现破溃。

（四）浅表型

本型少见。非暴露部位好发，如：背部、胸部。损害表面可附有鳞屑，与周围境界分明、不规则，为轻度浸润性斑片，呈淡红色或黄褐色。边缘呈丝状或坝状隆起，可见于部分皮损。

（五）其他某些罕见型

如瘢痕性基底细胞癌、纤维上皮瘤、基底细胞痣综合征等。

病名	鳞状细胞癌	基底细胞癌
好发部位	头皮，面部，皮肤，黏膜移行处	面部，颈部
边缘	浸润，坚硬，宽而高起，呈菜花样外翻	线状隆起，内卷，常有珍珠样半透明结节
表面	隆起，不平，呈颗粒状	平坦，有结痂
角化	明显	无
炎性	重，充血	轻，无充血
局部淋巴结	易被侵犯	一般不受侵犯
发展速度	快	慢
病理变化	真皮内棘细胞呈癌性增生，有角化珠，核丝分裂增多，炎性反应明显	真皮内有类似的基底细胞癌细胞团块，边缘部瘤细胞排列呈栅栏状，炎性反应轻
预后	易转移，预后差	除皮损较大、疗效较差者外预后好

鳞状细胞癌与基底细胞癌鉴别

三、得了基底细胞癌该怎么处理?

治疗目标是在完全切除肿瘤细胞的同时，最大限度保留病变部位的外观和功能，应根据患者综合情况考虑治疗方案。

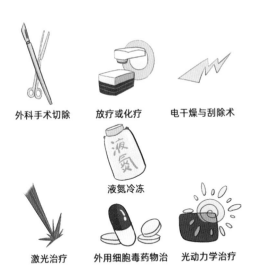

外科手术切除　　放疗或化疗　　电干燥与刮除术

液氮冷冻

激光治疗　　外用细胞毒药物治　　光动力学治疗

基底细胞癌常用治疗方法

（一）外科手术切除

常用方法是手术，外科手术切除和植皮治疗可用于损害部位特殊或深度侵袭性溃疡。

（二）放疗或化疗

早期基底细胞癌对放射线较为敏感，放疗的痛苦小且可最大限度保留正常组织，所以患者易接受，高龄老年人最为适用。

局部化疗多应用于头面部，治疗侵袭性非转移性和大的基底细胞癌则用全身性的化疗药物。

（三）物理治疗

①电干燥与刮除术：电干燥与刮除术可以彻底清除早期较小的基底细胞癌，不过愈后会留下瘢痕。

②液氮冷冻：液氮冷冻可用于治疗面积小的基底细胞癌。但是冷冻治疗用于大面积的基底细胞癌愈合时间会较长。

③激光治疗：可以快速愈合，术后疼痛较轻，可遗留瘢痕。

（四）外用细胞毒药物治疗

常用5%氟尿嘧啶的细胞毒物治疗基底细胞癌，它可以彻底破坏基底细胞癌，但是用药过程十分痛苦，并且一定会伴随红肿等刺激性反应。

（五）光动力学治疗

基底细胞癌治疗效果比较好，主要以光敏感为不良反应。

医生提醒：基底细胞癌发病与日光密切相关，因此在青少年时就应注意防止过度的日光曝晒，老年人更应保护好皮肤，防止过强的日光照射。对各种慢性皮肤创面都应积极治疗，防止发生癌变。

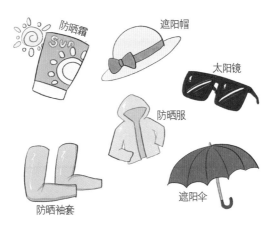

第四节 伤痛的"恶变"——鳞癌

瘢痕癌变常常为鳞癌，假如在前期发现，并及早医治，是有治好的可能的。相对于别的癌症，前期瘢痕鳞癌的医治并不困难。但很多人对瘢痕溃疡不重视，对瘢痕了解甚少，尤其是一些医疗条件差、家庭条件不是很好的患者，前期发现瘢痕处呈现溃疡，创面并不大，往往仅到非专业诊所换药处理，以致创面溃疡长时间不愈合或反复出现溃烂，创面局部就有癌变风险。

案例引入

小时候烫伤留下的伤疤，居然能诱发癌症？！

家住长沙的屈女士这一年多来，日子苦不堪言。屈女士脑门小时候被烫伤过，后来形成了瘢痕。一年前，瘢痕区域瘙痒，后来逐步红肿、溃烂。屈女士以为是普通的皮肤感染，这一年多以来，只是采取消炎治疗，但是病情越来越严重。

前不久，屈女士来到医院就诊，医生查看后发现，屈女士额部有个鸭蛋大小的瘢痕溃疡，创面感染严重，发出阵阵恶臭，还伴有间歇性头痛。颅脑 CT 提示：考虑恶性肿瘤，颅骨遭到侵袭。为防止肿瘤继续向颅内侵袭而贻误医治时机，医生决定立即为患者进行手术。

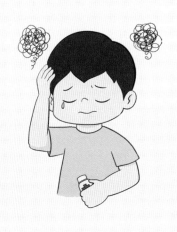

烧伤整形科与神经外科一起拟订了手术方案，将屈女士额部瘢痕溃疡及受累的颅骨彻底铲除，迅速送病检，病检结果提示溃疡为鳞状细胞癌。术后，屈女士病情平稳，10天后皮瓣愈合良好，创面得到很大程度修复，现在屈女士已恢复出院。

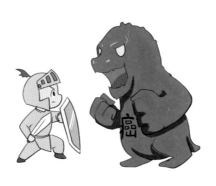

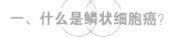

一、什么是鳞状细胞癌？

鳞状细胞癌（Squamous cell carcinoma）：鳞状细胞癌简称鳞癌，又名表皮癌，是一种起源于皮肤表面或附属器细胞的恶性肿瘤，癌细胞常出现不同程度的角化现象。在皮肤、口腔、唇、食管、子宫颈、阴道等鳞状上皮覆盖的部位常见。除此之外，虽然有些部位无鳞状上皮覆盖，但是能通过鳞状上皮化生而形成鳞状细胞癌，例如肾盂、膀胱、支气管等部位。

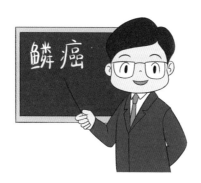

　　鳞癌发生的基础常常包括瘢痕、慢性溃疡、慢性放射性皮炎及日光性角化病等皮肤病变。目前尚不明确鳞癌发生的原因，但其与以下因素有明显关系：①紫外线照射。②化学因素，如职业性接触一些砷和沥青等致癌物质。③瘢痕、外伤和其他慢性皮肤病。鳞癌易发生于外伤和瘢痕处，特别是灼伤瘢痕；红斑狼疮、皮肤结核性软性结节、慢性溃疡及扁平苔藓等许多慢性皮肤病也可发生癌变。④放射性皮肤黏膜炎症、老年性角化病及砷角化病等癌前皮肤病变也可诱发鳞癌。⑤免疫抑制，例如使用细胞毒药物治疗的肾移植患者，鳞癌的发生率高于一般人群。

二、鳞状细胞癌有哪些特点呢？

老年人鳞状细胞癌发病率高于年轻人，男性多于女性，无遮光部位如颈项、头皮、手背和面部等部位容易发生。浸润性硬斑是鳞状细胞癌的早期症状，硬斑逐渐发展成为结节、斑块或疣状损害，坚硬质实，发展较为迅速，其表面一般会有结痂、溃疡疼痛，如果再发生微生物感染，则可能会有化脓性渗出物，伴刺鼻臭味。肿瘤周围组织常常充血肿大，有暗黄红色的污秽边缘。

此外，肿瘤生长比较迅速，如果直径大于 2 cm，那么出现转移的概率会明显增大。黏膜处肿瘤的转移率很高，可以达到 40%；日光性角化病基础上的转移率比较低，只有 0.1%；若肿瘤由瘢痕发展而来，则转移率在 0.1% ~ 40% 之间。

三、得了鳞状细胞癌该怎么处理？

皮肤鳞状细胞癌属于侵袭性癌，易发生转移，一旦确诊必须要尽早进行综合治疗！

（一）手术治疗

还没有发生癌转移、分化程度较高的肿瘤首选手术治疗。

（二）放射治疗

适用于年龄大、体质差、难以进行手术的患者。

头面部脂肪组织较少部位的肿瘤，尤其是分化程度低，但还没有转移到淋巴结或浸润骨头的肿瘤也常选放射治疗。

（三）光动力治疗

适合浸润深度小于 1.5 cm，并且难以进行手术切除的肿瘤。

（四）其他

本病有复发可能，所有患者均需要定期随访。

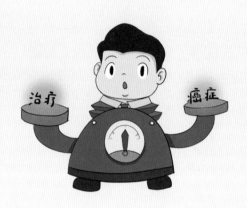

　　医生提醒：如果瘢痕处出现溃疡或出现异样感觉，应该尽快前往医院就诊，越早确诊，尽早手术，就越有利于清除癌变组织，预后越好。早期手术范围较小，更有利于保留正常外观。

第五节 狡猾的"伪装者"——黑色素瘤

<

"脚底有痣，有权有势……""脚底一星，能拥一千兵……"过去很多人认为痣长在脚上是福气的象征，但随着科技的发展、信息传播方式的变革以及教育水平的提高，人们对"足底痣"的认知也发生了改变。许多人在发现足底、手掌等易受摩擦部位的痣发生了变化时，常会怀疑可能出现了"黑色素瘤"。但作为一种恶性程度极高的肿瘤，黑色素瘤真的那么容易被发现吗？

案例引入

妙龄女子点痣不成酿成癌

24岁的小玥年轻漂亮，但是她对自己下颌的一颗黑痣一直耿耿于怀。为了展现更完美的自己，小玥决定将这颗黑痣点掉，听说美容院可以用药水"点"痣，小玥进行了尝试。黑痣点完后不久，效果还可以。但是一两个月时间过去后，小玥发现原来的黑痣又隐约可见，开始小玥并未过于在意，但渐渐发现这颗黑痣颜色越来越深，半年后这颗黑痣竟然又长回来了。听说激光可以"点"痣，于是小玥又选择了激光点痣，可几个月后这颗黑痣又慢慢出现了。小玥有点郁闷，越发在意这颗黑痣，经常会不自觉抠抠它，甚至好几次抠破出血。时间久了，这颗黑痣有些发红发硬，很容易破溃又难以愈合。这样，小玥才决定来到医院寻求帮助，病理检查结果显示为不典型细胞增生，提示癌前病变，得知诊断后小玥后悔莫及。

医生为小玥进行了病灶扩大切除及皮瓣修复治疗，创面逐渐康复。医生表示，小玥如果再晚一点来，后果将不堪设想。

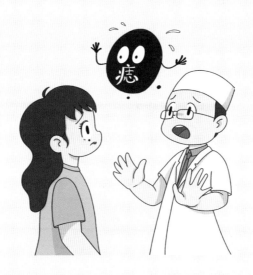

狡猾的伪装者——黑色素瘤不一定是黑色

　　门诊曾接诊过一名55岁自称长"鸡眼"的男性患者，只见患者的右足底有一大小约2 cm×2 cm的不规则溃疡面，基底高低不平，颜色暗红……再进一步询问病史得知：该患者为农民，经常赤脚干活，两个月前出现右足底部肿痛后未引起重视，自行在家涂抹消除"鸡眼"的药物，症状却越来越严重。医生通过初步查体并结合病史，高度怀疑是黑色素瘤，建议患者进行病理学活检明确诊断。许多人可能会提出疑问：黑色素瘤不是黑色的吗？这名患者足底并没有长"黑痣"啊？

黑色素瘤是个"伪装者"，并不一定都表现为黑痣的形态！几天后，患者病检报告单结果印证了医生并不是多虑了。

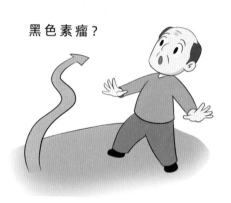

黑色素瘤？

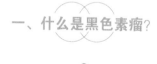

一、什么是黑色素瘤？

黑色素瘤（Melanoma）：黑色素瘤由黑色素细胞恶变而来，恶性程度较高，发生于皮肤较为多见，还可见于眼血管膜、软脑膜、黏膜（包括内脏黏膜）等不同部位或组织。肢端型是我国主要的黑色素瘤类型，脚底是常见的病变部位。

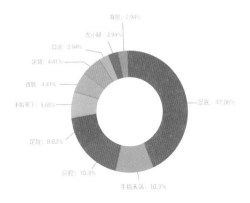

黑色素瘤多发部位

二、哪些人群更易发生黑色素瘤呢？

①50~55 岁男性；②肤色白皙者；③有多发痣（＞50 个）或有发育不良痣；④有严重日光晒伤史；⑤黑色素瘤家族史；⑥免疫系统衰弱；⑦使用某些光敏性药物（如某些抗生素、激素或抗抑郁药）；⑧对皮肤尤其是色素痣进行刀割、绳勒、盐腌、激光和冷冻等不恰当局部刺激；⑨其他。

医生提醒：良性的痣能不去就不去。尽量一次去痣，不要多次反复。如果有的痣确实影响美观，一定要到正规的医院请专业的医生判断痣的性质，选择手术切除或者激光点痣。

三、哪些情况需考虑黑色素瘤的可能？

患者常常以原有痣的形状、大小、颜色或感觉发生改变为首发症状。黑色素瘤并不总是由痣发展而来，也可能发生在正常皮肤上，表现为皮肤上出现新的色素斑。初步区分普通黑痣、黑斑与黑色素瘤一般采用 ABCDE 标准：

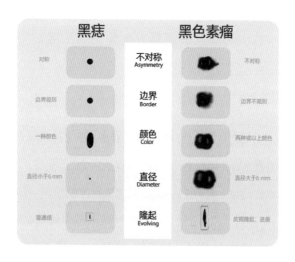

恶性痣"ABCDE"法则

黑色素瘤外观差异很大，有些可能会显示以上的所有变化，而有些可能只有一个或两个异常特征。

黑色素瘤进一步发展可出现卫星灶、溃疡、反复不愈、区域淋巴结转移和移行转移。皮肤、肢端黑色素瘤可表现为出血、瘙痒、疼痛、溃疡等；眼黑色素瘤早期可无任何临床表现，后期可发展为飞蚊症、瞳孔形状改变、视力模糊、视野缺损等；黏膜黑色素瘤症状依据所发生部位而定，一般无特异性症状，如直肠黑色素瘤可表现为血便、不全梗阻等。鼻腔黑色素瘤表现为鼻塞、头痛、鼻出血等。晚期黑色素瘤患者可远处转移到肺、肝、骨、脑等，因转移部位不同而症状不一，如骨转移可能出现骨痛，肺转移可能出现咳嗽、咯血；颅脑转移可能出现中枢神经症状等。

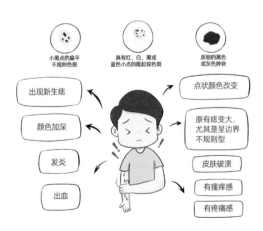

黑色素瘤的形态症状

四、哪些情况下需对皮肤局部病变进行病理活检诊断、预防性切除？

• •
•

早期发现是提高恶性黑色素瘤疗效最有效的手段之一。

1. ABCDE 标准中的单一或多种表现常常会在交界痣或其他色素性疾病发生恶变时出现。一般强烈建议预防性切除突然出现的不知病因的快速增大、颜色或形态发生改变的色素痣，以及在原来无色素痣的部位突然产生的新生黑褐色斑块或斑片的色素痣。

2. 尽管没有上述症状表现，但是通常也建议预防性切除脚底及身体表面容易受到摩擦部位的色斑。

3. 在一些先天的胎记因慢性摩擦或其他损伤的基础上出现厚度增加、破溃出血等情况时，也要考虑进行部分的切片活检。

4. 无 ABCDE 征象且表皮色斑生长缓慢或多年未发生变化的色素痣，不需要进行预防性手术切除，观察即可。

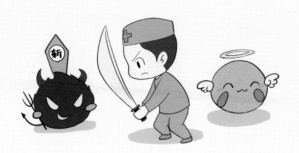

　　医生提醒：黑色素瘤表现形式多样，很多情况下并不是大家认知中的"黑痣"，早期预防显得尤为重要。当足底或其他体表易于摩擦到的部位出现皮肤病变，一定要引起高度警惕，尽早到医院寻求专业人士的评估。对于诊断不明确的皮肤溃疡，应考虑黑色素瘤可能，尽早进行病理活检以明确诊断！

第六节 危险的"疙瘩"——隆突性纤维肉瘤

随着人们健康与美观意识的提高，皮肤肿瘤的检出率与治疗率日益提升。但皮肤肿瘤的病理类型多种多样，有良性有恶性，对医生的诊疗水平是一大考验。其中误诊率高且术后极易复发的皮肤肿瘤就包括隆突性皮肤纤维肉瘤。

案例引入

瘢痕疙瘩、隆突性皮肤纤维肉瘤傻傻分不清？

医生在门诊曾遇到一位年过花甲的老人家吴伯。刚进入诊室，吴伯就撸起袖子，急迫地坐在椅子上，同时把暴露出来的左上臂摆到诊室的桌子上，着急问道："医生，你看看我这个瘢痕，很多年了，偶尔又痒又痛。某某医院的主任信誓旦旦地告诉我就是一个瘢痕，这几年来也打了好几次'去瘢痕'的针。但是我这个瘢痕不但没有缩小，反而比以前更大了。"吴伯的儿子也在旁边附和道："医生，您看看这个瘢痕您能处理吗？需不需要做手术切掉？"

看着患者吴伯和他儿子焦急的表情，医生面色凝重地说道："这个不一定是瘢痕，不排除皮肤恶性肿瘤的可能，建议立即住院，切除肿瘤做病理检查以明确诊断。"患者吴伯和他儿子也意识到病情的严重性，立即住院进行了手术切除，术后病理结果竟为"隆突性皮肤纤维肉瘤"！

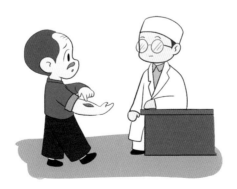

一、什么是隆突性皮肤纤维肉瘤？

隆突性皮肤纤维肉瘤（Dermatofibrosarcoma protuberans，DFSP）：隆突性皮肤纤维肉瘤是一种少见的局限性软组织低度恶性肿瘤，起源于真皮，可扩展至皮下组织，由形态一致、纤细的短梭形细胞呈特征性的席纹状排列而成。隆突性皮肤纤维肉瘤具有较高的局部复发率，但极少发生转移，因此严格意义上其不是真正的恶性肿瘤。

隆突性皮肤纤维肉瘤占所有软组织肉瘤的2%～6%，较为少见，其具体病因及发病机制不明，外伤、遗传、放疗、紫外线照射等因素可能与其有关。本病任何年龄均可发生，多见于青年及中年人，女性略少于男性；最常发生于躯干，占40%～60%，其次是四肢近端和头颈部。

二、隆突性皮肤纤维肉瘤有哪些表现？

（一）临床表现

隆突性皮肤纤维肉瘤通常呈惰性生长，病情可隐袭发展数年。

1.开始为硬性斑块，以后可见多个结节发生在斑块上，病灶呈浅红或浅蓝色，性质坚实，呈隆突性外观，缓慢增大，可形成溃疡。

2.最常见的发病部位为躯干，其次为四肢，偶亦侵犯头部、颈部及面部，掌跖部不受累。

3.一般无自觉症状，个别有轻度或中度疼痛，病程呈缓慢进展，随着肿瘤增大而疼痛明显。

4.若任其发展，可见毛细血管扩张，表面皮肤常可萎缩变薄甚至凹陷，轻度外伤后可破溃、出血。

（二）鉴别诊断

1.隆突性皮肤纤维肉瘤：早期质地坚硬性丘疹为其表现，皮损缓慢增大，表面光滑、质硬、浸润较深的结节为其典型皮损。早期常误诊为良性肿瘤，切除后易复发。

2.皮肤纤维瘤：表面色素沉着，直径很少超过 2 cm，通常为坚实、微隆起的圆形丘疹，触诊时可发现皮损与皮下组织粘连。

3.瘢痕疙瘩：表面光滑的丘疹、斑块，红色或紫红色为其外在表现，呈"蟹足样"生长，触之坚实，常伴有疼痛瘙痒。

三、隆突性皮肤纤维肉瘤该如何治疗?

本病治疗应以手术为主,放疗为辅,化疗备选,也可以进行靶向治疗。

(一)手术

手术切除为首选治疗方法,因为肿瘤侵袭性生长,易原位复发,罕见转移。手术要扩大切除,即切除肿瘤周围 3 cm 的正常组织。为降低该疾病的复发率可使用莫式(Mohs)显微外科切除术。根据具体情况在术后辅以放疗,能够进一步降低复发率。

(二)靶向治疗

特殊的靶点表达在隆突性皮肤纤维肉瘤中存在,靶向药物治疗可使用于局部晚期、不可切除的瘤体。

医生提醒:隆突性皮肤纤维肉瘤与瘢痕疙瘩常常难以鉴别,人们往往被隆突性皮肤纤维肉瘤的一些症状所迷惑,降低了对该疾病的防备之心。如果发现硬性斑块,斑块颜色质地特殊,请尽早到医院寻求专业人士的评估。

第六章

这些皮肤问题，

需密切观察

第一节 发臭的"豆腐渣"——皮脂腺囊肿

<─────────────────────────────

　　身上长个小肉坨，不痛不痒，有时表面有个小黑头，还能挤出带臭味的豆腐渣样分泌物，这可能就是我们常说的"粉包""粉瘤"。有人说"粉瘤"不用切，挤干净就好了，真的是这样吗？

案例引入

"疖子"别乱挤，小心越变越大！

小王刚大学毕业，准备找工作，但他最近却越来越不自信。原来，小王下颌角处长了一颗"疖子"，上面还有一个"黑头"。最近几个月"疖子"变得越来越大，还有些发红、疼痛，挤一下还有一些分泌物。美容院的"美容技师"告诉他这个是"粉瘤"，挤干净就没事了，于是小王忍着疼听从了"美容技师"的建议。但没想到，第二天这个"粉瘤"变得更大更疼了，小王欲哭无泪，赶忙来到医院求助。

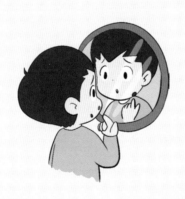

一、什么是皮脂腺囊肿？

••

皮脂腺囊肿（Sebaceous cyst）：皮脂腺囊肿俗称"粉瘤"，多由灰尘或细菌感染等原因使得皮脂腺排泄受阻，皮脂腺囊状上皮被逐渐增多的内容物填充形成潴留性囊肿，是临床上比较常见的皮肤良性体表肿物。本病多见于皮脂腺分泌较旺盛的男性青年，多发于颜面部、颈部、后背部、耳背、腋窝这些皮脂腺分泌旺盛或不容易被清洗到的部位。

皮脂腺囊肿多为单发，偶见多发，多为圆球体，有弹性，高出皮面，大小不等，大者直径可达 7 ~ 8 cm，小者如豆粒。在大多数情况下，囊肿没有自觉不适症状，可存在多年。但是当囊肿出现感染时，一般会出现红肿、压痛，严重时可能化脓破溃，少数可发生癌变。

二、皮脂腺囊肿该如何处理？

医生提醒：皮脂腺囊肿千万不能挤！皮脂腺囊肿的囊壁就像一个袋子，且具有分泌功能，即便能挤出一部分，只要这个囊壁还存在，油脂就会源源不断地形成，靠挤是治不好它的。自行戳破囊肿可大大增加感染风险，感染后状况还可能恶化，影响更深层的皮肤，并容易导致皮肤瘢痕。另外，挤压过程中易导致剧烈的肿胀、疼痛，生长在头面部的囊肿疼痛更甚。

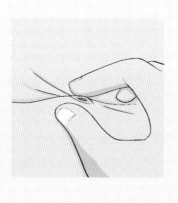

（一）小型皮脂腺囊肿

对于小型皮脂腺囊肿，如果没有感染化脓过，可以不予处理，日常保护，不要刻意挤压。可以用温水热敷。

（三）大型皮脂腺囊肿

完整手术切除是大型皮脂腺囊肿最好的治疗方法。一起彻底切除连着周围包裹的囊壁，才能防止本病复发。

有些患者的皮脂腺囊肿长在头面部或身体外露部位，担心手术后会留下瘢痕，迟迟不敢接受手术。若因此延误治疗，则可能引起局部皮肤功能的损害，若囊肿越变越大，之后的手术切口也会相应延长，对应瘢痕也会相对更大。

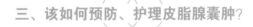

三、该如何预防、护理皮脂腺囊肿？

皮脂腺囊肿的预防及日常护理非常重要，正确的护理可以避免严重的并发症，也可以为未来的手术切除创造更好的恢复条件。

（一）清淡饮食

饮食以清淡为主，要避免肥甘厚腻、辛辣刺激食品。

（二）加强皮肤清洁

对于油性皮肤可增加清洁次数；保护皮肤，避免重力擦洗皮肤，以免表皮破损，引起感染。

（三）忌挤压

若出现囊肿，不要反复挤压囊肿。挤压囊肿可看见豆腐渣样皮脂挤出，但更多的皮脂被挤向皮肤深处，会导致囊肿增大，还会增加囊肿感染的概率。

第二节 变质的"干酪"——表皮囊肿

皮脂腺囊肿、表皮囊肿、皮样囊肿……各类囊肿傻傻分不清楚，虽然大多囊肿属于良性病变，但也千万不能轻视。

案例引入

表皮囊肿莫轻视

60多岁的张大爷，皮肤上总会长些小红疙瘩，如蚕豆大小，有些会自行消除，有些则越长越大。几年前，他就曾来医院门诊就诊，经门诊手术清除过一个类似的小红疙瘩，术后恢复得很好。但回去没多久，"后脖子"附近又冒出了一颗小红疙瘩，张大爷心想，刚割了一颗，又来一颗，反正也没啥大问题，索性就放任不管了。

转眼几年过去了，张大爷"后脖子"这颗小红疙瘩，却给他造成了不小的困扰。"刚开始的时候，不疼也不麻，没有任何不适感，我就想着不管了。现在我老伴看到它，越看越不放心，就催促我来医院看看。"张大爷说道。医生掀开衣服一看，最初小如蚕豆的疙瘩，已经转变成鹅蛋大小、表面光滑、发热发红的皮肤肿块。

接诊医生建议张大爷进行手术，术中切开皮肤可见肿块呈囊性、边界清楚，剥离并完整摘除肿块，切开肿块后见褐色皮脂腺样物质涌出，伴有恶臭……手术过程很顺利，术后病理检查结果提示：表皮囊肿。

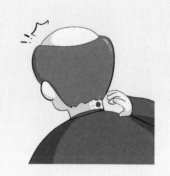

一、什么是表皮囊肿?

表皮囊肿（Epidermal cyst）：表皮囊肿又名角质囊肿、漏斗部囊肿，是一种囊状结构，常在真皮或皮下形成，是常见的皮肤损害。

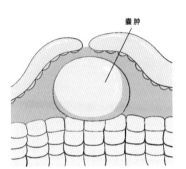

囊肿

　　本病没有特殊的症状，可发生在全身任何地方，大多表现为体表隆起性结节，界限清楚，触感不软不硬或稍软，直径数毫米至数厘米，生长缓慢，多为良性，单发多见。本病挤压可见具有难闻气味的豆渣样囊内容物，囊壁破裂或继发感染可导致剧烈的疼痛性炎症反应。

　　目前皮肤囊肿病因不明。可能与先天发育异常、外伤、感染有关，皮肤卫生不良也可能诱发皮肤囊肿。微小表浅的表皮样囊肿称为粟丘疹；因外伤而将表皮或附属器上皮植入真皮所引起的表皮囊肿，可称为外伤性表皮囊肿。

二、要怎么区别表皮囊肿和其他皮肤囊肿？

●
●

表皮囊肿的外在表现与皮脂腺囊肿、皮样囊肿非常相似。

但表皮囊肿内容物以角化物和类脂质为主，皮脂腺囊肿内容物则主要是皮脂成分，皮样囊肿内容物除了脱落的上皮细胞还含有皮脂和毛发等。

三、表皮囊肿该如何治疗？

●
●

（一）囊肿较小、不影响美观和功能

此种情况一般很难有自觉症状，可密切随访。建议提前进行预防性切除，避免感染发炎。

（二）囊肿增大、破裂

此种情况首选手术切除治疗。在囊肿发生感染前要完成手术。当囊肿发生恶变时，手术切除范围将要扩大。

医生提醒：出现皮肤囊肿时应该要提高警惕，请医生进行专业评估，必要时须完善相关检查以明确诊断，以免延误病情。

第三节 长毛发的"油罐"——皮样囊肿

有的囊肿在出生的时候就存在，随着年龄的增长，它的体积也越来越大，切开后里面居然还长出了毛发！

案例引入

秀发竟因"囊肿"抛！

王女士，27岁，拥有一头乌黑发亮的秀发，可是近两年她却因为"头皮"有些伤感。原来王女士头上长了一个鸡蛋大小的肿物，实际上在她年龄很小的时候就隐约能摸到这个肿物，那时没有那么大，并且不痒不痛。可近两年，肿物变得越来越大，每次梳理头发时心里都有些"膈应"，于是王女士一狠心就把一头秀发剃掉了，来到医院寻求帮助。医生经过影像学检查及专业评估后，决定为王女士手术切除该肿物。术中切除并打开肿物后发现：这个囊性肿物里面是淡黄色的黏稠液体，甚至有许多毛发……术后病检结果显示为皮样囊肿。

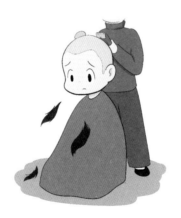

一、皮样囊肿是什么？

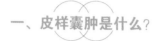

皮样囊肿（Dermoid cyst）：皮样囊肿是由异位皮肤和平滑肌细胞构成的囊性病变，本病在胚胎发育过程中出现，出生即存在，0～12岁儿童好发生此疾病。但多数患者是在囊肿体积逐渐增大时才发现，其具体病因和形成过程尚不明确。

皮样囊肿通常为单房性囊肿，囊壁较厚，且存在外分泌腺，可不断分泌黏液样或皮脂样液体，皮脂、上皮碎屑、毛发和较黏稠液体可见于囊腔内。眼眶或颅骨骨缝处为其多发处，部分患者的囊肿向颅内扩展，呈哑铃形，难以去除。

二、皮样囊肿有哪些表现？

无痛性皮下肿块是皮样囊肿的典型特征，常常具有以下特点：表面皮肤破溃、无红肿，有正常的皮肤及毛发；肿块一般生长缓慢；与皮肤无明显粘连；肿块的基底较宽；有着较小的活动度。

某些并发症可能由皮样囊肿不断增大而造成：若囊肿体压迫周围组织，周围器官和组织的正常结构、功能会被影响；若囊肿体积较大，患者可能会因为影响外貌而引发心理问题；若囊肿反复感染，可能会形成脓肿或瘘管；少数囊肿有癌变可能。

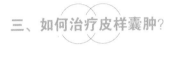

三、如何治疗皮样囊肿？

皮样囊肿如果体积很小，没有明显症状，也没有影响美观，通常无需治疗。如果皮样囊肿导致患者不适或严重影响美观，患者有强烈的治疗意愿，经医生评估后，可以采取手术进行切除。

第四节 不痛不痒的"肉疙瘩"——脂肪瘤

大家身上有没有长过这样的小疙瘩？摸起来软软的，不痛也不痒，按压后还会自由移动。去医院检查后被告知这是脂肪瘤，过度紧张的人听到"瘤"字立马就慌了，慌到跺脚，慌到吃药，慌到把它和"癌症"联系在一起，其实并不是这样的……

案例引入

脂肪瘤听着可怕，实则轻松

张阿姨十几年前发现右下肢出现蚕豆大小的皮肤"疙瘩"，摸着不痒不痛，就没有重视。此后几年，逐渐增大至红枣大小，并且在小腿附近、右上臂也相继出现了多个类似肿物。冬天长衣长裤遮挡倒没什么，但一到夏天，爱美的张阿姨就开始担心旁人会发现这些大小不等的"疙瘩"，也担心这些皮肤肿物是恶性肿瘤的前兆，于是立马到医院检查。经检查得知，身上的这些肿块是脂肪瘤。医生表示，脂肪瘤是良性肿瘤，嘱咐其不要过于担心，如果影响美观可以行手术切除。

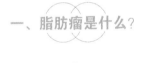

一、脂肪瘤是什么？

脂肪瘤（Lipoma）：脂肪瘤是一种多由纤维包膜包裹的软组织良性肿瘤，由成熟脂肪组织组成。触摸时，浅表部位的脂肪瘤具有柔软、面团感，可自由移动，通常表现为无痛、圆形、可推动的软组织肿块，深部的脂肪瘤肿块难以直接触诊到，而表面覆盖的皮肤看起来往往无异常。

一般来说，脂肪瘤可以出现于身体任何部位，以四肢和躯干多见，如手臂、肩膀或背上；也可出现在深部组织中，如口腔、胃肠道、肌肉内等。

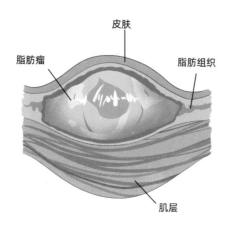

大多数人的印象中，脂肪和肥胖是一对好朋友，几乎密不可分，那是不是只有肥胖才会得脂肪瘤呢？其实并非如此。脂肪瘤虽常和肥胖相关，但二者并无必然的因果关系，"瘦子"也可能有脂肪瘤，"胖子"也不一定有脂肪瘤。

对于发病年龄阶段来说，儿童可发现先天性脂肪瘤。一般而言，脂肪瘤少见于 20 岁以下人群，好发于 40 ～ 60 岁的中年人群，女性发病率略低于男性。尽管本病的病因不明，但具有遗传倾向性是多发性的脂肪瘤常见特点。

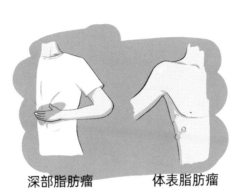

深部脂肪瘤　　　　体表脂肪瘤

二、脂肪瘤该如何治疗？

脂肪瘤虽然带了个"瘤"字，但一般情况下并不会转化成"恶性肿瘤"。脂肪瘤生长缓慢，通常不会对身体造成明显危害，若无明显症状或不影响外观，可不进行治疗。

但如果出现以下情况，请及时就医：

1.脂肪瘤肿块较大，压迫神经，引发疼痛等症状，影响肢体正常功能。

2.脂肪瘤肿块在短时间内以较快的速度长大或变硬，需及时就医，进一步鉴别。

3.脂肪瘤影响外观，发生于面部等位置时，可考虑手术切除。

4.当类似脂肪瘤的肿块在全身多处被发现时，身体深部也可能长有脂肪瘤，应及时就医并进行相关的筛查。

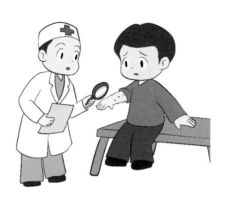

三、脂肪瘤该如何预防呢？

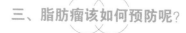

脂肪瘤虽然是一种良性肿瘤，但无法完全否认其存在癌变的可能性，并且近年来这一疾病的发病率越来越高，人们应加强脂肪瘤的预防工作。由于脂肪瘤病因不明，还没有针对病因的预防方法，但建立良好的生活习

惯，对预防该疾病的发生，或避免该疾病进一步加重有益处。

1.膳食合理，规律三餐。控制总热量的摄入，可少食多餐，应多食新鲜蔬菜、水果和豆制品，忌食油炸、油煎、辛辣食物及鱼腥海味，严禁饮用含酒精类的饮料；为了减少脂肪在体内堆积，平时可服用一些降脂、促进脂肪代谢的药物。

2.平时应密切关注身体状况。如若出现腹内积块、身体消瘦、倦怠乏力等症状，应早期检查并及时治疗。

3.管控情绪，减缓焦虑情绪，勿要恼怒忧思。

参考文献

[1] 赵辨.中国临床皮肤病学 [M].2 版.南京:江苏凤凰科学技术出版社,2017:1104 – 1126.

[2] 赵玉沛,陈孝平.外科学 [M].3 版.北京:人民卫生出版社,2015:165.

[3] 张建中,高兴华.皮肤性病学 [M].3 版.北京:人民卫生出版社,2015:351 – 352.

[4] 眭岩,周琳,李天举,等.实用中西医皮肤性病学 [M].长春:吉林科学技术出版社,2016:267 – 268.

[5] 柴家科.实用烧伤外科学 [M].北京:人民军医出版社,2014.

[6] 杨宗诚.烧伤治疗学 [M].3 版.北京:人民卫生出版社,2006.

[7] 黎鳌.黎鳌烧伤学 [M].上海:上海科学技术出版社,2001.

[8] 冯光,宋达疆,章一新,等.创面修复临床研究进展 [J].中国美容整形外科杂志,2019,30(11):687 – 689+711.

[9] 中国医师协会皮肤科医师分会皮肤美容事业发展工作委员会.中国皮肤清洁指南 [J].中华皮肤科杂志,2016,49(8):537 – 540.

[10] 姜笃银,贾珊珊,王兴蕾.烧伤治疗与创面修复 [J].中华损伤与修复杂志(电子版),2021,16(04):283 – 288.

[11] 韩春茂,王新刚,汪萍.浅谈烧伤与创面修复 [J].浙江医学,2021,

43（09）：917 - 919.

[12] 刘志德，曾伟敏，杨洪华 . 手部热压伤早期手术及功能锻炼疗效观察 [J]. 中山大学学报（医学科学版），2009, 30（S2）：77 - 79.

[13] 方林森，胡德林，余又新，等 . 严重电烧伤创面的早期治疗 [J]. 安徽医科大学学报，2011, 46（04）：392 - 393.

[14] 芦春红，王庆玲，杨其芬，等 . 刺血拔罐改良局部伤口护理联合凉血解毒膏在竹叶青蛇咬伤患者中的应用效果 [J]. 中西医结合护理（中英文），2023, 9（01）：53 - 56.

[15] 陈小敏，吴建华，阴慧华 . 中西医结合护理在蛇咬伤患者中的应用效果 [J]. 中西医结合护理（中英文），2022, 8（12）：45 - 48.

[16] 李文雅，范玲 . 慢性难愈性创面评估工具的研究进展 [J]. 护理研究，2022, 36（13）：2356 - 2360.

[17] 李茂全 . 糖尿病足介入综合诊治临床指南（第六版）[J]. 介入放射学杂志，2020, 29 (09): 853-866.

[18] 杨龙飞，宋冰，倪翠萍，等 . 2019 版《压力性损伤的预防和治疗：临床实践指南》更新解读 [J]. 中国护理管理，2020, 20（12）：1849 - 1854.

[19] 王艮一，王雁南，范琦琛，等 . 中医治疗下肢静脉性溃疡的研究进展 [J]. 中国中西医结合外科杂志，2022, 28（06）：915 - 919.

[20] 崔超毅，黄新天 . 下肢静脉性溃疡诊治进展 [J]. 中国实用外科杂志，2021, 41（12）：1419 - 1422.

[21] 韩伟,汤敬东.动脉缺血性和静脉性溃疡创面的治疗及预后研究进展 [J].血管与腔内血管外科杂志,2019,5(06):549 - 552.

[22] 中国整形美容协会瘢痕医学分会常务委员会专家组.中国瘢痕疙瘩临床治疗推荐指南 [J].中国美容整形外科杂志,2018,29(05):245 - 256.

[23] 杨明,汪舒文,宇传华.1990-2019年中国皮肤恶性肿瘤疾病负担状况及发病趋势预测 [J].中国肿瘤,2022,31(11):853 - 861.

[24] 刘林莉,孙乐栋.皮肤恶性肿瘤的研究概况 [J].皮肤科学通报,2022,39(03):177 - 181+2.

[25] 张苑,余南生,孙乐栋.皮肤恶性肿瘤的外科治疗策略 [J].皮肤科学通报,2022,39(03):187 - 192+3.

[26] 刘秀红,张英,胡瑚.探讨皮肤良性肿瘤手术切除后创面美容修复的效果及满意度 [J].现代诊断与治疗,2019,30(13):2306 - 2308.

图书在版编目（ＣＩＰ）数据

皮肤保卫战 / 周忠志，陈双主编. —— 长沙 ： 湖南科学技术出版社，2024.2
ISBN 978-7-5710-2379-9

Ⅰ．①皮… Ⅱ．①周… ②陈… Ⅲ．①皮肤病学Ⅳ．①R75

中国国家版本馆 CIP 数据核字(2023)第 145080 号

皮肤保卫战

主　　编：周忠志　陈　双
出 版 人：潘晓山
责任编辑：张叔琦
出版发行：湖南科学技术出版社
社　　址：长沙市芙蓉中路一段 416 号泊富国际金融中心
网　　址：http://www.hnstp.com
湖南科学技术出版社天猫旗舰店网址：
　　　　　http://hnkjcbs.tmall.com
邮购联系：0731-82194012
印　　刷：湖南省众鑫印务有限公司
　　　　　（印装质量问题请直接与本厂联系）
厂　　址：长沙县榔梨街道梨江大道 20 号
邮　　编：410100
版　　次：2024 年 2 月第 1 版
印　　次：2024 年 2 月第 1 次印刷
开　　本：880mm×1230mm　1/32
印　　张：10.125
字　　数：235 千字
书　　号：ISBN 978-7-5710-2379-9
定　　价：49.00 元